DE
L'ABSORPTION CUTANÉE

DES

MÉDICAMENTS

A L'AIDE DU

GÉNÉRATEUR ENCAUSSE

Par L. ENCAUSSE

SUIVI D'UN

EXPOSÉ DU SYSTÈME DE MÉDICATION

APPLIQUÉ A

L'INSTITUT ÉLECTRO-BALNÉO-THÉRAPIQUE

4, rue Turgot, et, 57, rue Rochechouart, PARIS

PAR

Le Docteur L.-H. GOIZET

De la Faculté de Médecine de Paris, Médecin en chef de l'Établissement

PRIX : 2 FRANCS

PARIS

DEUXIÈME ÉDITION

SE TROUVE A L'INSTITUT, 57, RUE ROCHECHOUART

ET DANS LES PRINCIPALES LIBRAIRIES

1882

L'ABSORPTION CUTANÉE

MÉDICAMENTS

DE

L'ABSORPTION CUTANÉE

DES

MÉDICAMENTS

A L'AIDE DU

GÉNÉRATEUR ENCAUSSE

Par L. ENCAUSSE

SUIVI D'UN

EXPOSÉ DU SYSTÈME DE MÉDICATION

APPLIQUÉ A

L'INSTITUT ÉLECTRO-BALNÉO-THÉRAPIQUE

4, rue Turgot, et, 57, rue Rochechouart, PARIS

PAR

Le Docteur L.-H. GOIZET

De la Faculté de Médecine de Paris, Médecin en chef de l'Établissement

PRIX : 2 FRANCS

PARIS

DEUXIÈME ÉDITION

SE TROUVE A L'INSTITUT, 57, RUE ROCHECHOUART

ET DANS LES PRINCIPALES LIBRAIRIES

1882

DE
L'ABSORPTION CUTANÉE
DES MÉDICAMENTS
A L'AIDE
DU GÉNÉRATEUR ENCAUSSE

CHAPITRE PREMIER.

COUP D'ŒIL HISTORIQUE SUR L'ABSORPTION DES
MÉDICAMENTS AU MOYEN DES BAINS.

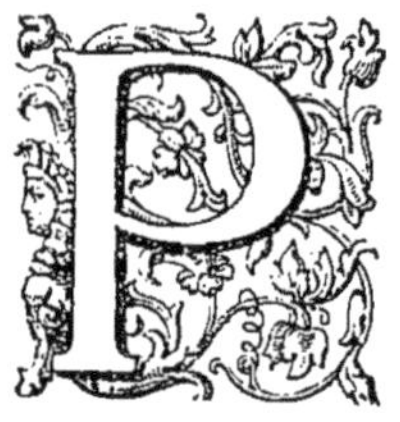

ARMI les questions de thérapeutique les plus controversées, l'absorption des médicaments appliqués sur le tégument externe ou cutané est une de celles qui ont donné naissance au plus grand nombre d'expériences. Les résultats obtenus par les expérimentateurs sont contradictoires, et jusqu'à ce jour les opinions sont partagées : les uns refusent à la peau le pouvoir absorbant, les autres ne le lui accordent que sous certaines conditions; d'autres enfin admettent que la peau, comme les autres membranes de notre économie, jouit de cette propriété.

I

Nous allons nous occuper de cette importante question au point de vue de l'administration des médicaments par les différentes méthodes balnéatoires, et particulièrement par les bains de vapeurs.

L'absorption n'est pas une fonction appartenant à tel organe plutôt qu'à tel autre, c'est une propriété qui appartient à la matière organisée, propriété de l'ordre physico-chimique, probablement analogue aux actions capillaires, et dont ne jouissent pas seulement nos organes complexes, mais bien encore le plus simple de nos éléments anatomiques. Ainsi envisagée, la question se présente à l'expérimentation d'une manière plus nette et plus claire, et nous serons plus à notre aise pour démontrer que la peau, plongée dans un milieu liquide ou gazeux contenant des médicaments dissous, peut les absorber et servir de porte d'entrée à l'agent thérapeutique.

Pour qu'il y ait absorption, c'est-à-dire pénétration d'une substance extérieure à l'intérieur de notre organisme, la physiologie nous enseigne, qu'il faut la réunion de certaines conditions qui dépendent des phénomènes physiques de *l'imbibition*, de *l'osmose* et de la *diffusion*.

La condition fondamentale, c'est que ces substances puissent se mélanger, et pour les liquides, qu'ils soient aptes à se mouiller et à mouiller la membrane qui les sépare : les propriétés physico-chimiques de la substance à absorber et celles de la membrane interposée influent aussi sur l'absorption. Nous renvoyons pour l'étude de ces diverses conditions aux traités de physiologie, et nous arrivons à l'absorption par la peau qui doit particulièrement nous préoccuper dans le courant de cette brochure.

La peau de l'homme est formée de parties diverses analogues pour leur disposition et leur structure anatomiques à celles qui constituent les muqueuses; or, ces dernières membranes jouissent, de l'aveu de tous les physiologistes, de la propriété d'absorber les substances qu'on met en contact avec elles. Mais il existe entre la peau et les muqueuses, cette différence que l'épithélium qui revêt ces dernières est incessamment lubréfié par les liquides secrétés par les glandules qu'elles renferment, tandis que l'épiderme qui revêt la peau, voit, sous l'influence de l'air, ses couches les plus superficielles se dessécher et s'agglutiner au contàct de la matière grasse que sécrètent les glandules sébacées répandues sur toute son étendue à l'exception de la plante des pieds et de la paume des mains. Ces lamelles épidermiques imprégnées de matière sébacée forment sur la peau un vernis protecteur qui en augmente la souplesse, mais s'oppose d'une manière absolue à ce qu'elle soit mouillée par l'eau : aussi cette condition fondamentale de toute absorption manquant, on s'explique que la peau n'absorbe pas l'eau du bain dans lequel on est plongé; on s'explique encore, cet enduit gras n'existant pas à la paume des mains et à la plante des pieds, comment l'épiderme de ces parties est le seul qui s'imbibe, se ramolisse et se soulève dans un bain ordinaire. L'expérience a démontré qu'un savonnage prolongé n'attaque pas cet enduit suffisamment, pour que la peau soit mouillée. Ces conditions d'insuccès négligées par un grand nombre d'expérimentateurs invalident leurs recherches. Nous allons faire une revue rapide des expériences qui ont été faites pour prouver la faculté d'absorption de la peau; mais, avant de noter leurs résultats, signalons une voie d'absorption qui ne doit pas être oubliée, nous voulons parler des *glandes sudorifères,* ces longs tubes enroulés, dont la partie sécrétante est en rapport dans l'épaisseur dù derme avec un riche lacis vasculaire et dont les orifices, au nombre de plus de 800,000 d'après M. Sappey, viennent s'ouvrir à la partie la plus superficielle de la peau, ce sont là des pertuis qui doivent jouer un rôle important dans le mécanisme de l'absorption cutanée, rôle d'autant plus important que leurs connexions vasculaires les met dans un rapport plus intime avec le système organique qui est l'agent le plus actif de l'absorption au sein de nos tissus, puisque la physiologie nous apprend que celle-ci s'opère dans l'intérieur de notre économie par l'intermédiaire des vaisseaux capillaires, veines et lymphatiques.

Le grand physiologiste Haller admettait que la peau pompait l'eau et que la vapeur s'imbibait par la surface du corps en augmentant son poids; cette dernière preuve a été révoquée en doute par les expériences de Séguin, qui a prouvé que cette augmentation de poids n'était pas réelle, et que lors même qu'elle le serait elle pourrait s'expliquer par la diminution que fait subir le bain à nos transpirations cutanée et pulmonaire; il a fait aussi prendre à plusieurs malades des bains contenant des substances médicamenteuses à l'état de dissolution, et cela à diverses températures, il est arrivé à conclure que les substances dans l'eau d'un bain ne traversent pas la peau, si celle-ci est saine. Mais ces conclusions ne nous étonnent pas, cet observateur paraissant n'avoir tenu aucun compte dans ses expériences de l'obstacle invincible apporté à l'absorption par la présence du vernis épidermique que nous avons signalé plus haut.

En 1828, Westrumb, après avoir pratiqué des expériences à l'aide de dissolutions de prussiate jaune, de musc et de rhubarbe, conclut que la peau est douée d'une faculté d'absorption indéterminée, qu'elle peut admettre et introduire dans le torrent de la circulation toutes sortes de substances, depuis le moindre jusqu'au plus haut degré de fluidité, pourvu qu'elles soient solubles.

En 1853, Homolle a publié le résultat de ses expériences sur l'absorption par le tégument externe de l'homme dans le bain; cet observateur crut constater l'absorption de l'eau, du sous-carbonate de potasse, mais n'obtint avec d'autres substances que des résultats négatifs.

Poulet communique à l'Académie des sciences, le 3 mars 1856, ses recherches sur le même sujet, et il pense que la peau n'absorbe ni l'eau, ni les substances solubles, pourvu que l'épiderme soit intact et ne puisse être altéré par les agents employés, et, d'autre part, que ceux-ci ne soient pas volatils.

On doit à M. Duriau, dont les recherches ont été publiées dans les *Archives générales de médecine*, en 1856, d'importantes expériences dans lesquelles il a établi qu'il y a chez l'individu au bain, suivant la température, un degré où l'absorption compense l'exhalation cutanée, qu'il appelle *point isotherme, limite thermique, température normale du bain ;* ce fait constaté, il a trouvé que : 1° l'absorption de l'eau par la peau est manifeste dans les bains d'une température moins élevée que la surface tégumentaire, qu'elle ne s'opère que dans cette circonstance, que son intensité est proportionnelle à la durée des bains ; 2° que cette absorption de l'eau ne favorise pas l'introduction dans l'économie de principes salins ou médicamenteux qu'elle tient en dissolution, ou si, du moins, ces sels pénétrant dans l'organisme, l'analyse ne peut les y retrouver ; 3° que les bains dont la température dépasse celle du corps font prédominer l'exhalation cutanée, et celle-ci se manifeste alors par une perte de poids ; que cette perte croit en raison directe de la durée et de l'élévation de la température du bain.

M. Ossian (Henry), dans sa thèse, conclut que le bain a pour effet de diminuer la densité de l'urine et l'intensité de sa coloration ambrée ; il a essayé de retrouver dans l'urine les substances suivantes qu'il avait fait dissoudre dans des bains à température variée :

> Iodure de potassium,
> Cyano-ferrure de potassium,
> Bichromate de potasse,
> Carbonate de soude.

Il a retrouvé de l'iodure de potassium et des traces de bichromate de potasse ; pour les autres substances, ses résultats ont été négatifs.

M. Hébert est un des rares expérimentateurs qui ait tenu compte dans ses recherches de la présence de l'enduit épidermique et sébacé qui recouvre la peau. De ses expériences, il conclut : que la pénétration de l'eau à travers la peau munie de son épiderme doit être tout à fait nulle dans un bain d'eau pure, même après une demi-heure d'immersion, mais que cette pénétration est *possible dans un bain de vapeurs* bien qu'elle soit extrêmement faible. Il a aussi constaté qu'après un bain de quatre heures, le liquide adhère seulement en deux points : à la paume des mains et à la plante des pieds, dont l'épiderme s'est imbibé, ramolli, ridé et soulevé ; que quelle que soit la nature des substances dissoutes dans un bain, après l'administration de celui-ci, on trouve toujours l'urine alcaline. Enfin, il conclut que l'absorption des substances médicamenteuses ne s'opère par la peau qu'autant que ces dernières exercent sur elle une action *irritante* ou *destructive*.

M. Villemin n'a pas été plus heureux dans ses recherches que le précédent observateur, et il conclut que dans un bain, la peau n'absorbe l'eau que d'une manière très limitée ; il a bien retrouvé l'iodure de potassium dans un seul cas où ce sel avait été dissous dans l'eau en forte proportion.

Delore a communiqué, à l'Académie des sciences, les résultats de cent trente-huit expériences qu'il a faites, dans le but d'apprécier l'absorption des médicaments par la peau saine. De ses recherches, il tire les conclusions suivantes : 1° la peau saine est susceptible d'absorber toutes les substances solubles dans l'eau ; 2° cette absorption est difficile et irrégulière ; 3° elle varie suivant l'énergie ou la mollesse du sujet, la nature des médicaments et leur mode d'administration ; enfin, la chaleur favorise l'absorption, en facilitant la desquamation des cellules superficielles de l'épiderme.

Reveil a fait des expériences qui consistaient dans l'analyse exacte des urines de personnes ayant pris des bains contenant des substances minérales variées. Les bains *arsenicaux* ne lui ont donné que des résultats négatifs : les effets physiologiques ont été nuls. Il n'a pas été plus heureux avec les bains de *chlorate de potasse* et de *ferro-cyanure de potassium*. Il a fait de nombreux essais avec des bains contenant de l'*iodure de potassium* ; il n'a obtenu que trois fois des résultats positifs. Dans deux cas, le bain avait été précédé d'un savonnage préalable ; dans l'autre cas, il s'agissait d'un bain de pieds contenant 150 grammes d'iodure pour 25 litres d'eau.

M. Demarquay, dans son *Traité de la glycérine*, a fait des expériences ayant pour but de contrôler celles faites par le précédent observateur. Les résultats qu'il a obtenus sont négatifs, et il explique les résultats positifs qui se sont produits entre les mains des autres observateurs, par un manque de précautions qui permettaient que les substances dissoutes et volatilisées sous forme de vapeurs fussent absorbées par les voies respiratoires ; il fait remarquer que la muqueuse du gland et celle de l'anus restent, dans ces expériences, des portes ouvertes à l'absorption.

Dans une thèse remarquable soutenue en 1862, M. Sereys a fait avec l'*hydrofère*, que nous décrirons dans le chapitre suivant, des expériences qui ne laissèrent aucun doute dans son esprit sur la faculté absorbante du tégument externe. Après des bains contenant une décoction d'asperges, des solutions d'arseniate de soude, d'iodure de potassium, de chlorure de sodium, notre expérimentateur a retrouvé ces substances dans les humeurs excrétées après le bain. Ces expériences ont aussi permis de constater deux faits très-importants : le premier, c'est que l'épiderme est beaucoup plus mouillé dans le bain à l'hydrofère que dans le bain simple ; le second, c'est que l'eau extrêmement divisée arrive sur la peau en y exerçant une percussion manifeste qui doit faciliter la pénétration de la poussière liquide.

On voit, par ce rapide coup d'œil rétrospectif, que l'absorption des médicaments par la peau est une question qui est loin d'être élucidée et qui appelle de nouvelles recherches; mais nous pouvons, dès à présent, tirer de l'ensemble des expériences qui ont été faites quelques conclusions qui nous seront utiles pour vérifier les résultats que nous avons personnellement obtenus, résultats que nous exposerons dans cette brochure, après avoir décrit l'appareil qui nous a servi à les obtenir.

Nous croyons que la peau jouit de la propriété d'absorber les substances solubles dans l'eau. Soit que le corps soit plongé dans l'eau à l'état liquide ou à l'état de vapeur, cette faculté d'absorption résulte pour nous : 1° des expériences de Westrumb, d'Homolle, de Duriau, d'Ossian-Henry, d'Hébert, de Villemin, de Delore, de Reveil, de Sereys, dont nous avons enregistré les résultats; 2° du fait physiologique de la respiration cutanée; 3° de quelques faits consignés dans divers recueils scientifiques, faits assez nombreux qui démontrent que des agents toxiques ont produit des empoisonnements par leur contact avec la peau saine. Un de ces faits nous a surtout frappé, c'est celui d'un individu qui, voulant introduire du tabac à la frontière, avait imaginé de se recouvrir le corps d'une épaisse couche de feuilles de tabac; ces feuilles, mouillées par la sueur, causèrent un véritable empoisonnement. Ce fait, communiqué par M. Namias à l'Académie des sciences, dans la séance du 4 juillet 1864, amena dans la séance du 1er août de la même année une communication de M. le Dr Gallavardin, qui avait fait des recherches à ce sujet, et qui découvrit que les annales scientifiques contenaient de nombreux faits analogues. Ainsi on trouve rapporté dans le *Journal de médecine pratique* de Hufeland, en 1801, une observation d'Hildenbrand, concernant tous les hussards d'un escadron, qui éprouvèrent des symptômes d'empoisonnement pour s'être livrés dans le même but à la pratique du fraudeur dont nous venons de raconter l'histoire; il rapporte aussi divers exemples d'empoisonnement déterminés par l'emploi comme topiques de feuilles de tabac ou de lotions pratiquées sur la peau saine, avec une décoction de cette plante.

La peau, revêtue de l'enveloppe protectrice que lui forment les dépouilles épidermiques agglutinées par la sécrétion sébacée, se laisse difficilement mouiller, et ce vernis, n'étant attaqué ni par l'eau pure ni par un grand nombre de substances médicamenteuses, qu'on peut y faire dissoudre ; dans les conditions de température où peut s'administrer un bain d'immersion, l'absorption est extrêmement limitée, car il manque une condition physique, pour que le phénomène osmotique de la diffusion se produise : la membrane interposée n'est pas mouillée, et il se produit alors, autour du corps immergé, un ménisque liquide qui l'enveloppe, mais ne peut le pénétrer.

L'absorption qui se produit dans les bains d'immersion a lieu, lorsqu'ils sont suffisamment prolongés, par l'épiderme soulevé et ramolli, de la plante des pieds et de la paume des mains; enfin elle s'opère encore par les muqueuses, qui sont en continuité avec la peau, d'après l'observation fort exacte de M. Demarquay.

En dehors de ces conditions normales, elle ne peut s'opérer que lorsque le vernis protecteur qui recouvre la peau, a été préalablement attaqué et détruit.

Dans les bains de vapeurs, au contraire, l'absorption des substances médicamenteuses dissoutes dans l'eau qu'on vaporise se fait plus facilement, ainsi que le démontrent les résultats obtenus par M. Hébert, et les effets physiologiques que produisent ces bains. Nous analyserons ces effets après avoir décrit les différentes méthodes employées pour administrer les bains de vapeurs, dont Rapou disait, en 1824, dans son *Traité de la méthode fumigatoire*, en s'appuyant sur sa longue pratique, que « c'était la méthode la plus « propre à administrer par absorption cutanée toutes les « substances médicamenteuses susceptibles de se réduire à « l'état gazeux; qu'elle doit conséquemment être considérée,

« et comme offrant à la fois la réunion des modifications que
« présente la médecine des topiques, et comme voie d'intro-
« duction des médicaments. En effet, tous les modes de
« révulsions, depuis la plus légère excitation cutanée jus-
« qu'à la plus profonde cautérisation, toutes les médications
« de la peau, la plupart des médications générales et spé-
« ciales, s'obtiennent non-seulement par cette méthode,
« mais elle permet encore de produire certains effets géné-
« raux et locaux, qu'on tenterait vainement d'opérer par les
« autres moyens thérapeutiques appliqués au dehors ou
« administrés à l'intérieur. »

CHAPITRE II.

L'usage des bains de vapeurs remonte à l'antiquité la plus reculée, et l'histoire des coutumes des différents peuples, nous montre qu'ils étaient employés chez les plus civilisés comme chez les plus sauvages ; on pourrait faire un volume, rien qu'avec l'historique des divers procédés employés pour les administrer, ce n'est pas là notre sujet ; nous nous contenterons de signaler les différents moyens actuellement en usage.

On entend communément sous le nom de bains de vapeurs, ou d'*étuves*, de *fumigations*, différentes espèces de bains gazeux, parmi lesquels nous distinguerons les bains d'*étuves sèches*, les bains d'*étuves humides*. Les étuves sont constituées par des espaces clos renfermant de l'air ou de la vapeur d'eau dont la température est élevée au point de provoquer la transpiration cutanée. Elles sont dites *sèches*, lorsqu'elles sont constituées par un milieu d'air chaud ; *humides*, lorsque le milieu est formé par la vapeur aqueuse ; le nom de fumigations est plus particulièrement réservé aux bains partiels, composés de vapeurs ou de fumées médicamenteuses.

Une chambre, une boîte, une baignoire, un fauteuil entouré de couvertures de laine, constituent les espaces clos dans lesquels l'air chaud ou la vapeur d'eau sont mis en contact avec la peau des individus soumis à l'action de ces modificateurs, dit l'auteur de l'article Bains du *Diction-*

naire encyclopédique de sciences médicales, auquel nous empruntons ces détails.

Dans les établissements de bains et dans un certain nombre d'hôpitaux, on place le malade auquel on veut administrer un bain de vapeurs dans une chambre hermétiquement close, dont le plafond est pourvu d'une soupape qui sert à l'échappement de la vapeur; le malade se place sur un lit de repos composé d'un treillage ou sur des gradins; la vapeur arrive par un ajutage et finit par emplir entièrement cette chambre ; c'est là l'étuve des *étuvistes du moyen âge*, le *vaporarium* des Romains.

On appelle *caisses* ou *boîtes*, des appareils en bois composés de parois articulées, dans lesquels on place le malade ; ces caisses sont pourvues d'un couvercle percé d'un trou qui laisse passer la tête de l'individu qui prend le bain : celui-ci est assis sur un siège qui, dans certaines boîtes, fait partie du fond de l'appareil ; les bains administrés de cette façon sont dits, bains par encaissement, le corps des malades y est entièrement enveloppé de vapeur, sauf la tête, ce qui permet de prolonger la durée du bain. Cette méthode était usitée dès le xviiie siècle, et on trouve plusieurs figures représentant ces appareils, dans l'*Encyclopédie* de Diderot et de d'Alembert.

Lorsqu'un malade ne peut être dép'acé, on lui administre un bain de vapeurs dans son lit en l'entourant d'un appareil composé de cerceaux de bois ou de métal que l'on recouvre de plusieurs couvertures de laine; on remplace dans certains cas ces appareils par une baignoire ordinaire ou un fauteuil.

Nous décrirons plus loin notre méthode d'encaissement, disons seulement qu'il existe un grand nombre de variétés de ces appareils, mais qu'aucune d'elles ne mérite une description à part, car leur application ne modifie en rien les résultats qu'on se propose d'obtenir en administrant les bains de vapeurs.

Comme source de chaleur dans l'étuve sèche ou bain d'air

chaud, on a employé de nombreux appareils. La méthode la plus simple et la plus appliquée consiste en une forte lampe à alcool ou à gaz pourvue de plusieurs becs; on place cette lampe dans un appareil à encaissement en prenant les précautions nécessaires pour éviter que le malade soit brûlé par les flammes; on gradue l'échauffement en allumant un nombre varié de becs.

Dans l'étuve humide proprement dite, on emprunte la vapeur à la chaudière qui fournit l'eau destinée à alimenter les baignoires de l'établissement où se trouve l'étuve; celle-ci est placée dans le voisinage de la chaudière, l'eau y arrive par un tube adducteur muni de plusieurs robinets. Pour les bains d'étuves humides par encaissement, on a proposé des générateurs de toute espèce : c'est ainsi qu'on a employé une simple bouilloire, la marmite de Papin, etc. Rapou avait un appareil consistant en une sorte de cafetière surmontée d'un chapiteau mobile qui se vissait, et dans lequel la vapeur s'emmagasinait pour s'échapper par un tube adducteur articulé et pourvu de robinets; ce chapiteau contenait une plaque percée en écumoire, sur laquelle il plaçait les substances médicamenteuses dont la vapeur devait se charger en traversant ce plateau et en les dissolvant.

Enfin, d'autres générateurs plus compliqués ont été préconisés; citons en particulier ceux de MM. les Drs Groult, de Rouen, et Lefèvre. Dans ces divers générateurs, les substances destinées à communiquer à la vapeur les propriétés médicamenteuses dont elles jouissent, sont placées dans l'eau qui doit se volatiliser, ou dans un récipient métallique que la vapeur traverse avant d'arriver dans la caisse où se trouve le malade.

Avant d'entrer dans l'exposition des effets physiologiques et thérapeutiques des bains d'étuves, nous allons parler d'une méthode balnéatoire de découverte récente, et dont les effets présentent une grande analogie avec ceux que produisent les bains de vapeurs; nous voulons parler des bains de poussière d'eau, plus connus sous le nom de *bains à l'hydro-fère.*

M. Sales-Girons eut le premier l'idée d'appliquer la pulvérisation des liquides à l'administration des agents médicamenteux. M. Mathieu (de la Drôme), considérant que, dans un bain ordinaire, il n'y a qu'une couche de liquide qui soit en contact immédiat avec le corps du baigneur, que cette couche est la seule qui exerce une action topique, et fournisse des matériaux à l'absorption, a pensé qu'en entretenant à la surface de la peau une couche très mince et incessamment renouvelée de liquide actif, l'agent médicamenteux dont ce dernier est le véhicule exercerait une action plus énergique. Il a donc imaginé un appareil dans lequel 2 ou 3 litres d'eau, réduits en poussière, remplaceraient les 2 ou 300 litres qu'exigent un bain ordinaire.

L'hydrofère se compose de trois parties : 1° la *soufflerie*, 2° le *pulvérisateur*, 3° la *boîte à bain.* La *soufflerie* n'est autre chose qu'un réservoir dans lequel une pompe aspirante et foulante accumule et comprime l'air sous une certaine pression; arrivé à ce degré de pression, l'air passe dans le *pulvérisateur*, qui est formé de deux boîtes cylindriques, concentriques, séparées l'une de l'autre par un intervalle dans lequel se trouve de l'eau chaude, destinée à maintenir une température assez élevée autour du plus petit cylindre, qui est le véritable agent de pulvérisation; il se termine pour cela par un cône dont la pointe correspond à un tube de petit diamètre dans lequel arrive le liquide du bain; à ce tube est adapté un petit robinet creusé en cupule cylindro-conique, dont le sommet est percé d'un trou excessivement petit, par lequel passe goutte à goutte le liquide du bain; à sa sortie, la goutte de liquide rencontre le courant d'air comprimé qui s'est échauffé en parcourant le tube qui l'amène de la soufflerie; ce tube, traversant le bain-marie contenu dans le cylindre qui entoure le pulvérisateur, chaque goutte ainsi entraînée mécaniquement, arrive à l'extrémité d'une lance terminée en biseau très fin, où elle se pulvérise au contact du courant d'air chaud et comprimé qui la projette dans la la *boîte à bain*. Celle-ci est entièrement analogue à celles que l'on emploie pour administrer les bains de vapeurs par encaissement, à cette seule différence qu'on sature son intérieur de vapeurs d'eau en échaudant ses parois et en plaçant sur son fond un récipient grillagé dans lequel on verse de l'eau bouillante; par ce moyen le baigneur se trouve au milieu d'une température suffisamment élevée; cette élévation de la température ainsi obtenue, a encore pour but de remédier à l'abaissement qui se produit dans la pulvérisation, par la vaporisation de la poussière d'eau, cet abaissement favorisant la perte des principes médicamenteux contenus dans les eaux minérales instables, comme le sont certaines eaux sulfureuses.

Les conclusions des différents auteurs qui ont étudié le mode d'action des bains à l'hydrofère ne sont pas concordantes; cependant on peut, avec Sereys, dire que dans ces bains l'épiderme est plus mouillé que dans un bain ordinaire, que l'eau, extrêmement divisée, arrive sur la peau en y exerçant une percussion manifeste, et que cette double circonstance doit en faciliter la pénétration à travers le tégument externe. Enfin, l'absence de pression permet d'administrer ces bains aux personnes que fatigue la masse d'eau des bains ordinaires; la percussion et le renouvellement incessant de l'eau produisent une excitation salutaire sur la peau, et détachent les squames et les matières adhérentes à la surface cutanée, ce qui doit favoriser l'absorption.

CHAPITRE III.

Nous allons étudier, dans ce chapitre, le mode d'action exercé par les bains de vapeurs, étuves sèches ou humides, sur notre économie, au point de vue physiologique, hygiénique et thérapeutique ; il nous sera plus facile après de faire ressortir les avantages de notre appareil, qui, tout en produisant les mêmes effets généraux, jouit de certaines propriétés qui lui sont inhérentes et constituent tout son mérite.

Nous ne nous arrêterons pas longtemps sur les bains d'air chaud, ou étuves sèches, dont les propriétés sont entièrement dues au calorique rayonnant. Dans ces bains, la peau voit ses fonctions s'exagérer ; elle rougit ; son réseau capillaire si riche se congestionne ; la circulation activée sollicite la sécrétion des glandes sudorifères, dont l'action se traduit par une sueur abondante dès que la température de l'étuve s'est élevée à 40°. Si l'on maintient la température à ce degré, on obtient seulement l'effet sudorifique ; la sueur sécrétée, en s'évaporant, maintient la chaleur animale à un degré qui ne dépasse pas la normale de 37°. Le baigneur ne ressent aucun trouble fonctionnel ; l'effet du bain se traduit par une légère excitation résultant de la suractivité de la peau ; il accuse du bien-être, et il peut supporter cette température pendant plus d'une heure sans accuser aucun malaise.

Lorsque, dans un bain d'air chaud, on élève la température au-dessus de 45°, par exemple jusqu'à 55°, la peau devient le siége d'une sensation de chaleur brûlante ; elle

rougit; comme dans le premier cas, la transpiration s'établit ;
mais, quelle que soit son abondance, son évaporation ne
suffit pas pour empêcher la température du sang de s'élever.
Or, l'observation clinique nous apprend qu'il suffit que la
normale de 37° soit dépassée d'un seul degré, pour qu'il se
produise des phénomènes qui troublent la généralité de nos
fonctions. Aussi, voit-on apparaître chez les individus qui
sont plongés dans une étuve sèche, dont la température est
maintenue ou dépasse 55°, des troubles qui atteignent tous
les appareils de l'organisme; la circulation est accélérée; le
pouls bat 100 à 150 fois par minute; une angoisse douloureuse est ressentie dans la région précordiale ; la respiration
est haletante, anxieuse ; il y a des bourdonnements et des
tintements d'oreille, des éblouissements. Ces phénomènes
acquièrent assez d'intensité pour déterminer du vertige et,
si leur cause persiste, une syncope. Si les bains ont été administrés à cette température élevée dans un but thérapeutique, c'est l'effet révulsif qu'on a cherché à produire ; si
leur durée a été très courte, les phénomènes que nous venons
de décrire ne se montrent pas avec la même intensité. Mais,
d'une manière générale, on peut dire que la sensation du bien-
être produite par un bain d'air chaud à température moyenne
devient, dans ce cas, un état de malaise qui peut persister
durant quelques jours, et qui se traduit par une sensation de
brisement général, de l'anorexie, de la lourdeur de tête, des
fourmillements et un grand besoin de repos.

Tels sont les effets physiologiques que déterminent d'une
manière générale les bains d'air chaud ou d'étuves sèches;
cependant, par l'habitude ou par suite d'une prédisposition
particulière, on peut arriver à supporter des températures
qui dépassent 60°, 70°. Ainsi, une jeune fille, citée par
Duhamel et Tillet, est restée durant douze minutes soumise
à une température de 128°; Berger et Delaroche sont restés
dans une étuve sèche dont la température dépassait 107°.
Ce sont là des faits de tolérance extraordinaire qui ne peu-

vent s'expliquer que par une prédisposition individuelle et par une évaporation de la sueur sécrétée en assez grande quantité pour que cette évaporation lutte, par le refroidissement qu'elle cause, avec le constant accroissement de la température.

Au point de vue hygiénique et thérapeutique, M. le Dr Tartivel, dans son savant article BAINS, du *Dictionnaire encyclopédique des sciences médicales*, trouve qu'on a singulièrement exagéré les heureux effets du bain d'étuve sèche sur l'organisme ; l'usage quotidien de ces sortes de bains nous paraît, dit-il, plus propre à énerver, à débiliter qu'à produire ce sentiment de bien-être inouï, de vigueur et de force que certains auteurs se plaisent à lui attribuer ; il pense même que l'emploi mal dirigé de la sudation en étuve sèche peut altérer la santé ; il ne voit d'indication de leur emploi hygiénique que chez les individus à peau naturellement sèche et peu perméable, ou qui manifestent de bonne heure une certaine tendance à l'obésité. Pour lui, les bains d'étuve sèche sont des agents thérapeutiques qui, par leurs effets tantôt excitants ou révulsifs, tantôt altérants ou sudorifiques, rendent les meilleurs services dans les maladies chroniques des organes thoraciques ou abdominaux, dans les rhumatismes chroniques, dans les névralgies anciennes, dans les états cachectiques liés à la goutte, à la scrofule, à la syphilis, etc. En un mot, il les trouve utiles dans toutes les circonstances où la médication sudorifique est indiquée, pourvu que l'on sache se préserver de l'abus.

Les bains d'étuve humide ou bains de vapeurs ont des effets généraux analogues à ceux que déterminent les bains d'air chaud. Ils diffèrent notablement suivant que le bain de vapeurs est un véritable bain d'étuve ou un bain de vapeurs administré par encaissement. Dans le premier cas on ne peut pas impunément élever la température au-dessus de 45° ; car le baigneur se trouvant tout entier au milieu d'une atmosphère sursaturée de vapeur, et à un degré aussi élevé de température, on voit s'ajouter aux effets produits par le bain sur la peau et la circulation périphérique, ceux que déterminent la respiration de la vapeur chaude : aussi ces bains sont-ils mal supportés lorsqu'ils dépassent la température maxima que nous venons d'assigner, leur usage cause de l'affaiblissement, des phénomènes congestifs du côté du cerveau et des poumons, ils peuvent rapidement déterminer une syncope, et les malades atteints d'affections cardiaques, ou d'anévrismes, ne peuvent pas s'y soumettre sans dangers alors même qu'on les administre à une température moins élevée.

Une longue habitude, l'influence de certains climats peuvent seuls permettre d'affronter des étuves humides chauffées à une haute température : c'est ainsi que les Russes prennent des bains de vapeurs dont la température s'élève jusqu'à 75°, en dehors de ces circonstances il n'est pas rare de voir leur emploi déterminer du malaise et même, comme nous venons de le signaler, des accidents plus sérieux.

Dans le second cas, c'est-à-dire dans celui des bains de vapeurs administrés par encaissement, la situation n'est plus la même, le malade a la tête soustraite à l'influence du bain de vapeurs, il respire librement l'air frais, la sensation d'oppression disparaît et le malade peut supporter des températures relativement élevées sans éprouver les accidents qui se produisent dans l'étuve; nous allons donc passer en revue les effets physiologiques que déterminent ces bains : Lorsque la température de la caisse s'élève de 30° à 40°, la personne qui prend le bain de vapeurs accuse une sensation de douce chaleur, elle ressent dans le corps entier une sorte d'assouplissement et de bien-être, la transpiration s'établit; si on élève la température, la sueur ne tarde pas à ruisseler sur le corps où elle se mélange aux gouttelettes fournies par la vapeur qui s'est condensée sur l'enveloppe cutanée et sur les parois de la caisse à bain; pendant ce temps la circulation s'est accélérée, le pouls indique de 90 à 100 pulsations par

minute; si la température s'élève encore et qu'elle atteigne
de 55° à 60°, la peau rougit, paraît se gonfler, et suivant les
sujets, quelques troubles se montrent plus ou moins rapidement dans les divers appareils fonctionnels de l'économie ;
ce sont d'abord de la lourdeur de tête, une soif vive, puis de
l'oppression, des battements de cœur; prolongé, le séjour
dans le bain peut alors amener un accident, un saignement
de nez, une syncope; chez les malades qui supportent pendant
un certain temps une température de 60°, si on place un
thermomètre sous l'aisselle, on le voit accuser un léger
accroissement de température qui varie au-dessus de la normale, de quelques dixièmes à 1 degré. Ce sont là les effets
immédiats des bains de vapeurs; il en est d'autres qui sont
consécutifs et qui peuvent persister durant un temps qui varie
avec les sujets. Après la sortie du bain, surtout lorsque ce
dernier a eu une durée qui dépasse quinze à vingt minutes,
la peau conserve sa moiteur et sa souplesse, la transpiration
continue quelquefois durant plusieurs heures; aussi est-il
urgent de s'envelopper de couvertures et de se coucher après
avoir pris un bain de vapeurs afin d'éviter l'impression d'une
température plus froide que celle du bain. Plus la température du bain a été élevée, plus le bain a été prolongé, moins
cette transition est à craindre. Cette immunité qui paraît
contradictoire avec ce que nous avancions quelques lignes
plus haut, s'explique par l'accroissement de chaleur animale
que produit un bain de vapeurs à température élevée (60° à
65°). Il est bon de noter que cette immunité qui explique
comment on peut au sortir d'une étuve braver impunément
l'air froid, se rouler dans la neige comme le font certains
peuples du Nord, n'est que passagère et que dès que la température du corps a été ramenée par le refroidissement à sa
température normale, si ce dernier persiste il peut entraî-
ner les accidents que cause l'action du froid non suivi de
réaction. Après un bain de vapeurs pris à la température
habituelle (45° à 50°) on ressent un bien-être considérable,

l'appétit est augmenté, les membres sont doués d'une vigueur et d'une souplesse toutes nouvelles. Lorsque les bains sont administrés à une haute température et qu'ils sont répétés, ils peuvent déterminer un peu d'affaiblissement, et chez certains individus leur usage amène une légère poussée à la peau qui se traduit par de l'érythème, l'éruption de furoncles et parfois de la vésication partielle.

Nous avons vu dans notre premier chapitre : 1° que la peau est recouverte d'un enduit constitué par les débris épidermiques qu'agglutine la matière sébacée; 2° que cet enduit résiste aux bains d'immersion prolongés; qu'il n'est pas attaqué par les solutions médicamenteuses, et qu'un savonnage prolongé ne le détruit que partiellement; eh bien, au contact de la vapeur la peau rougit, s'échauffe; grâce à l'élévation de la température, la matière sébacée se laisse attaquer par l'eau qui imbibe, ramollit et désagrége les produits épidermiques, la sueur vient à son tour soulever ces dernières qui alors se détachent et roulent sous les doigts à la moindre friction opérée sur la peau. A ce propos, qu'on nous permette une hypothèse qu'il appartient aux physiologistes de vérifier; les expériences que nous avons faites nous ont conduit à penser que la sueur devait jouer, par rapport à la matière sébacée, le rôle de dissolvant; les preuves que nous pourrions fournir à l'appui de cette opinion sont assez nombreuses, mais elles n'appartiennent pas précisément au sujet de ce travail; aussi laissons-nous la vérification de ce fait aux médecins bien plus compétents que nous en cette sorte de matière. La peau, ainsi débarrassée de son enduit, est dans les meilleures conditions pour absorber les substances médicamenteuses dont la vapeur peut être chargée.

La physiologie actuelle nous enseigne que la vie de nos éléments anatomiques est en rapport direct de leur activité fonctionnelle; aussi peut-on, sans être taxé d'hérésie scientifique, avancer que les glandes sudorifères, dont la sécrétion est prodigieusement excitée par les bains de vapeurs, peuvent

et doivent être d'actifs agents d'absorption durant ces bains.
On voit par ce qui précède que les bains de vapeurs réunissent les conditions exigées pour faciliter l'absorption des
médicaments par la peau.

En effet, par sa température élevée, le bain de vapeurs attaque et détruit le vernis protecteur de la peau ; il désobstrue
les orifices des glandes sudorifères ; il peut mouiller la peau,
et la couche humide est incessamment renouvelée par la
vapeur qui arrive du générateur dans la caisse ; cette couche
arrive au contact de la peau dans un état de division plus
considérable que celui produit par le pulvérisateur de l'hydrofère. Nous avons vu, en parlant de cet appareil, que l'extrême
division est encore une condition favorable à l'absorption ;
enfin, la vapeur se produisant sous une certaine pression
son jet jouit d'une force de percussion dont l'action prolongée résout encore une des conditions du problème posé,
comme le prouve l'expérience de Colin d'Alfort, expérience
dans laquelle ce savant observateur put faire absorber une
solution médicamenteuse au moyen d'une douche tombant
pendant plusieurs heures sur la région lombaire d'un cheval,
ce qui prouve que l'imbibition de l'épiderme est favorisée
par une pression soutenue et prolongée de la substance que
l'on veut introduire de dehors en dedans.

Au point de vue hygiénique, l'action exercée sur la peau
par les bains de vapeurs est très favorable à l'enlèvement des
poussières qui peuvent s'y être incrustées. Aussi doit-on en
recommander l'usage aux ouvriers que leur profession appelle à vivre au milieu d'une atmosphère qui charrie des
poussières toxiques, et cela de préférence aux bains d'immersion.

Au point de vue thérapeutique, on peut dire, sans partager
l'exagération de Sanchez, qui veut que toute maladie cède et
guérisse sous l'influence des bains de vapeurs, qu'il y a peu
de division du cadre nosologique qui ne fournisse l'indication de prescrire ces bains. On les a employés dans les

inflammations, dans les fièvres intermittentes, mais c'est surtout dans les rhumatismes et les névralgies chroniques, dans les manifestations tardives de la syphilis et de la scrofule, enfin dans les intoxications professionnelles que leur emploi compte des succès.

CHAPITRE IV.

Notre appareil est formé de trois parties bien distinctes :
1° le *générateur*, 2° le *récipient*, 3° la *caisse à bains*.

Le générateur se compose d'une petite chaudière en cuivre
étamé, de forme cylindrique, pouvant contenir 30 litres d'eau ;
cette chaudière repose horizontalement couchée sur un foyer,
qu'on alimente soit avec du charbon, soit avec le gaz ou une
forte lampe à alcool. Cette chaudière cylindrique porte sur
un de ses côtés un tube de verre qui indique le niveau de
l'eau contenue dans le générateur ; un robinet d'alimentation
pourvu d'un entonnoir permet d'introduire la quantité de
liquide nécessaire pour maintenir une génération constante
de vapeur ; ce tube prévient en outre la personne qui administre le bain de la quantité d'eau évaporée, et permet ainsi
d'éviter le danger d'explosion ; cet accident ne peut du reste
se produire dans notre appareil qui porte sur sa face supérieure un tube d'échappement muni de sa soupape de sûreté
et de son contre-poids ; de chaque côté de cette soupape, se
trouve un robinet par où passe la vapeur pour arriver par un
tube adducteur en cuivre étamé dans le récipient que nous
allons décrire tout à l'heure ; un autre robinet permet d'in-
terroger à chaque instant sous quelle pression se trouve la
vapeur produite, ce qui fait qu'on n'administre le bain qu'autant que la vapeur se trouve sous une pression suffisante,
tout en n'obligeant pas d'ouvrir les robinets qui font communiquer la vapeur avec les récipients et la caisse à bain. Voici

quel est notre générateur dans toute sa simplicité : on remarquera que cet appareil sert uniquement à la production de la vapeur d'eau, et que ce n'est pas comme dans un grand nombre d'autres appareils, en ajoutant dans l'eau qu'il contient la substance médicamenteuse que la vapeur doit dissoudre ou transporter, que l'on obtient un bain médicamenteux.

Les tubes adducteurs que traverse la vapeur pour se rendre aux récipients s'ajustent, par une de leurs extrémités, à l'orifice des robinets par lesquels la vapeur se dégage du générateur, et par l'autre à un orifice percé à la partie inférieure du récipient. Cette réunion s'opère à l'aide de petits écrous mobiles, qui se serrent avec une clé anglaise adaptée pour tous les écrous de l'appareil.

Chaque générateur est muni de deux récipients entièrement semblables ; aussi nous suffira-t-il d'en décrire un seul. Ce récipient est constitué d'une boîte cylindrique en cuivre étamé : l'extrémité supérieure de cette boîte est fermée par un couvercle du même métal que la boîte, qui s'unit à vis avec cette dernière ; il est muni de deux robinets : l'un d'eux sert à conduire la vapeur chargée de médicament dans la boîte à bain ; l'autre, sur lequel s'adapte un tube en arc, fait communiquer cette vapeur médicamenteuse si cela est nécessaire avec l'autre récipient, ce qui permet de mélanger deux vapeurs chargées de médicaments différents et d'administrer ainsi un bain de vapeurs médicamenteux composé. Sur ce couvercle se trouve encore un orifice par lequel s'engage une vis de pression dont nous allons bientôt décrire l'usage ; la partie inférieure du récipient porte deux robinets ; l'un établit la communication du récipient avec le tube adducteur qui fait passer la vapeur simple venant du générateur avec le récipient ; le second sert à l'écoulement de l'eau de condensation qui se produit sur les parois métalliques de cette boîte. Ce cylindre de métal ne constitue que l'enveloppe du récipient ; la partie neuve et essentielle de l'appareil, c'est ce qu'il contient. En effet, dans l'intérieur de ce cylindre, se trouve placée une armature métallique mobile formée de trois bandes verticales de fer battu et étamé, reliées entre elles par des bandes circulaires ; à la partie inférieure de cette cage se trouvent de petits supports, sur lesquels on place une soucoupe en porcelaine à la partie moyenne. Sur d'autres supports se trouve une plaque métallique criblée de petits trous, comme celle qui constitue l'écumoire des ménagères ; au-dessus est placée une éponge d'amiante ou même une éponge ordinaire, qui est soutenue par quelques fils métalliques entre-croisés à ce niveau ; sur chaque bande verticale de l'armature est soudé un ressort à boudin. Sur ces ressorts repose une plaque métallique pleine, qui entre à glissement entre les bandes de l'armature ; c'est sur cette plaque que vient presser la vis de pression qui traverse le couvercle de l'enveloppe cylindrique de cette armature, qui est elle-même mobile et qu'on peut retirer pour nettoyer la boîte métallique.

Voici les pièces de l'appareil décrites, voyons maintenant quel est leur usage. Supposons, pour être mieux compris, que l'on veuille administrer avec notre appareil un bain de vapeurs sulfureux. Nos récipients unis à notre générateur par leurs tubes adducteurs, ainsi qu'il a été dit plus haut, la vapeur simple arrive par la parte inférieure du cylindre-récipient : là elle le remplit et circule autour et à travers l'armature intérieure ; sur la plaque percée de trous que soutient cette dernière à sa partie moyenne, nous avons placé quelques fragments de sulfure de potassium : l'éponge a été imbibée d'acide sulfurique dilué ; la plaque pleine, à l'aide des ressorts à boudin et de la vis de pression, comprime l'éponge d'où s'échappe goutte à goutte l'acide sulfurique qui tombe sur le sulfure de potassium. L'acide sulfhydrique se dégage et va se mélanger à la vapeur que contient le cylindre ; le réactif tombé en excès sur le sulfure de potassium passe à travers les trous de la plaque criblée pour être recueilli par la soupape de porcelaine. L'eau fournie par la condensation de la vapeur qui se produit sur les parois du cylindre et de l'armature, s'écoule et s'amasse au fond du récipient, d'où il sera facile de l'extraire par le robinet de dégorgement que nous avons signalé à la partie inférieure du cylindre. La vapeur est alors chargée de médicament ; on ouvre le robinet qui établit la communication entre le récipient et la boîte à bain, dans laquelle la vapeur arrive saturée d'acide sulfhydrique.

Cette disposition du récipient dans lequel la vapeur vient au contact du médicament qu'elle doit dissoudre ou transporter, diffère complétement des appareils décrits jusqu'à ce jour ; dans la plupart de ces derniers, le médicament était simplement enfermé dans une boîte que traversait la vapeur en sortant du générateur, lorsqu'il était soluble dans l'eau ; autrement, on plaçait dans cette petite boîte le médicament et son dissolvant, ce qui restreignait singulièrement le nombre des substances qu'on pouvait employer pour cette sorte de médication ; de plus, la production de l'agent médicamenteux assimilable à la vapeur était irrégulière, trop rapide et surtout trop inégale pour rendre de sérieux services.

Dans notre appareil, on peut garder dans le récipient la vapeur un temps suffisant pour qu'elle se sature du médicament avant de lui donner issue dans la boîte à bain ; chaque substance médicamenteuse peut être soumise à l'action de son dissolvant particulier ; l'action de ce réactif se produit durant tout le temps que l'éponge en est imbibée ; elle est lente et graduelle par le fait de la vis de pression qui la rend aussi constante, ce qui fait que la vapeur incessamment renouvelée n'emporte pas dès le premier jet toute la substance médicamenteuse du bain, mais vient au fur et à mesure de sa production se charger de la solution médicamenteuse, ce qui entraîne nécessairement la conséquence d'une atmosphère environnant le malade et amenant au contact de la peau des couches toujours nouvelles de vapeur médicinale, ce qui est très favorable à l'absorption cutanée, comme on a pu le voir dans la première partie de cette brochure ; cette vis de pression et cette éponge peuvent encore servir à graduer la charge médicamenteuse de la vapeur ; en effet, si on presse plus ou moins l'éponge, on obtiendra une production plus ou moins intense du médicament, et la vapeur s'en saturera proportionnellement.

Nous avons dit qu'à chaque générateur étaient joints deux récipients, chacun d'eux est mobile ; cette disposition permet d'administrer avec un seul générateur deux bains à la fois, et suivant qu'on placera dans ces récipients la même substance ou des substances différentes, les deux bains peuvent être analogues ou différents ; enfin en réunissant ces deux récipients par un tube en arc, on peut administer un bain composé de deux espèces de vapeurs médicamenteuses. Dans un des récipients la vapeur issue du générateur se chargera d'iodure de potassium, par exemple ; elle en sortira par le tube en arc et ira se mélanger avec la vapeur contenue dans l'autre récipient qui s'est imprégnée d'une essence aromatique. Ainsi mélangées, ces vapeurs se rendent dans la boîte à bains où l'on obtient de cette façon un bain de vapeurs aromatiques à l'iodure de potassium.

Il est dans notre appareil un moyen très simple de contrôler si la vapeur est chargée du principe médicamenteux ; on emploie pour arriver à ce résultat un petit chapiteau composé d'une demi-sphère sertie dans une sorte de godet ; à la portion sphérique est adapté un petit tube coudé à lumière étroite ; toutes ces pièces sont en cuivre étamé ; le petit chapiteau qu'elles constituent s'ajuste sur un des robinets placés sur le couvercle du récipient ; la vapeur arrive dans cette demi-sphère qu'on arrose d'eau froide ; elle s'y condense, et, s'amassant à l'état liquide, elle sort par le tube coudé comme à travers le serpentin d'un appareil distillatoire ; il est facile en recueillant cette eau de reconnaitre que la substance médicamenteuse a été entraînée ou dissoute par la vapeur qui traversait le récipient.

Pour administer nos bains, nous employons une caisse à bain analogue à toutes celles qui sont mises en usage. Nous en avons une pour les bains fixes ou d'hôpital et une autre pour les bains à domicile ; la première se compose d'une boîte hexagonale en bois munie d'un fond ; les pans de cette boîte sont unis à joints coulissés, et deux d'entre eux à charnières, ce qui permet d'ouvrir la boîte pour y placer le malade qui s'assied sur un siége percé de petits trous pour laisser passer la vapeur ; le couvercle s'emboîte dans la caisse ; il se replie par sa moitié, grâce à des charnières, et à son milieu se trouve un trou suffisant pour laisser passer la tête du malade ; ce couvercle porte un autre petit trou auquel s'adapte une pièce mobile qui sert à suspendre un thermomètre indiquant la température intérieure de la caisse pendant le bain ; un autre thermomètre fixé dans l'épaisseur d'un des pans de bois qui la forme indique à l'extérieur la température des parois : la vapeur arrive dans cette caisse par un tube adducteur pourvu d'un robinet ; ce tube est placé à la partie inférieure de la boîte.

Pour les bains à domicile, nous avons imaginé une boîte circulaire plate, composée d'un fond de bois sur lequel s'adapte le couvercle, entièrement analogue à celui de la caisse précédente ; entre le couvercle et le fond, les parois de la boîte sont formées par du cuir mou, plissé circulairement en soufflet, ce qui permet de le replier dans le fond ; ainsi constitué, la boîte ressemble à une lanterne vénitienne. Pour administrer le bain, on fixe, à l'aide de vis placées à cet effet, quatre tringles de fer verticales au fond de la boîte, on déploie l'appareil ; en haut ces quatre tringles sont fixées de la même façon au rebord de bois auquel est uni le cuir et dans lequel s'enchâsse le couvercle ; on place le malade sur une chaise ordinaire, et la vapeur, comme dans la précédente caisse, arrive par la partie inférieure ou mieux par le fond de la caisse. Cette boîte est facile à transporter lorsque les tringles sont enlevées et que la paroi de cuir est repliée, car elle représente ainsi une boîte circulaire qui n'a pas plus de 40 centimètres de hauteur.

A l'exception des caisses à bains, les différentes pièces de notre appareil peuvent être renfermées dans une caisse de bois dont les dimensions et la forme ne dépassent pas celles d'une malle ordinaire ; cette caisse a un fond mobile sur lequel on peut monter toutes les pièces de l'appareil ; le fond de cette caisse repose sur des roulettes, ce qui nous permet de transporter à domicile et de faire rouler jusqu'au lit du malade des bains que ceux-ci ne pourraient pas venir prendre à l'établissement.

CHAPITRE V

Notre appareil a été construit pour la prémière fois en Espagne où nous étions fixé depuis longtemps. Le but que nous nous étions proposé dans nos recherches, était de mettre à la disposition des médecins une méthode particulière ou un appareil qui leur permît de suppléer en tout temps et sur place aux bains minéraux et thermaux.

On sait que les bienfaits que l'on retire de cette médication sont nombreux et jouent un grand rôle dans la thérapeutique actuelle ; mais il n'est pas permis à tous les malades d'en jouir, soit que l'éloignement des stations minérales et la gravité de leur état s'opposent à leur transport, soit encore que leur situation de fortune soit un obstacle à leur séjour dans des établissements de cette nature.

Le chapitre précédent a démontré qu'avec notre appareil on pouvait administrer des bains de vapeur à une haute température, que cette vapeur pouvait, au gré du médecin, être chargée de telle substance médicamenteuse qu'il lui plairait de désigner. Ces deux conditions obtenues, nous avions rempli le but que nous nous étions proposé, car elles constituent les principaux avantages qu'offrent aux médecins les sources minérales et thermales.

Lorsqu'après de nombreux tâtonnements et de laborieux essais, nous fûmes arrivé à produire l'appareil qui fait l'objet de cette brochure, nous avons voulu l'entourer d'une sanction scientifique sérieuse.

Nous avons donc soumis notre appareil à l'examen de la Faculté des sciences de Santiago ; le professeur D. Antoine Casares, professeur de chimie et doyen de cette Faculté, nous a délivré un certificat dans lequel il constate qu'après diverses expériences, il peut affirmer qu'en mettant du sulfure de potasse, des plantes aromatiques, du goudron, dans les récipients, il a trouvé que l'eau résultant de la condensation de la vapeur produite contient une partie de ces substances et que dans le cas des plantes aromatiques, on retrouve dans cette eau des huiles essentielles en dissolution.

MM. les Drs J. Varela de Montes et J. Montero y Rios, professeurs de cliniques médicales de la Faculté de médecine de cette même université de Santiago, ont bien voulu expérimenter notre générateur dans leurs services, ils ont conclu dans leurs rapports à l'acquisition de cet appareil, et dans un certificat qui m'a été délivré ils constatent qu'ils ont obtenu une guérison complète des rhumatismes musculaires et articulaires chroniques, par des bains de vapeurs térébenthinés dans certains cas, aromatisés et sulfureux dans d'autres. M. le Dr Jose Montero Rios ajoute que dans des cas de chorée rhumatique parfaitement caractérisée, il a obtenu au premier bain une notable amélioration et une guérison complète au cinquième bain ; il pense, bien que faute d'occasion il ne l'ait pas constaté expérimentalement, que cette méthode donnerait d'excellents résultats si on l'employait pour le traitement de certaines affections de la peau.

Enfin, D. A. Gomez de la Mothe, visiteur général et médecin de la Junte provinciale de bienfaisance, dans un rapport au ministre de l'intérieur, qu'il a fait comme membre d'une commission de médecins, de chirurgiens et de pharmaciens désignés par le ministre pour examiner avec le plus grand soin notre appareil, dont deux exemplaires fonctionnaient à l'hôpital de San-Jean-de-Dieu et à l'hospice général de Madrid, conclut au nom de la commission et après l'examen des résultats des expériences qu'elle a pratiquées, qu'il y aurait urgence à ce que tous les hôpitaux généraux, provinciaux et municipaax se fournissent d'un de nos appareils, les lésions rhumatismales, paralytiques et syphilitiques paraissant en éprouver les meilleurs effets ; que cet appareil est en outre susceptible d'être appliqué avec succès dans un grand nombre de maladies ; qu'enfin au point de vue thérapeutique et économique, il est préférable et supérieur aux méthodes balnéaires employées dans les stations thermales ainsi qu'aux autres appareils employés pour bains de vapeurs.

Les résultats de ces expériences et de ces enquêtes nous avaient encouragé à fonder quelque espérance sur l'avenir de notre appareil. Désireux d'en vulgariser l'emploi et d'étendre le champ de ses applications, nous n'avons plus hésité à venir en France, espérant y trouver un accueil favorable. A notre arrivée, nous avons sollicité du ministère de l'intérieur l'autorisation de faire expérimenter notre machine dans les établissements hospitaliers qui en dépendent.

Grâce aux résultats que nous avions obtenus en Espagne, nous fûmes autorisé à placer en expériences un de nos appareils à la maison impériale de Charenton. On l'employa pour administrer des bains de vapeurs simples et sulfureux ; on obtint des résultats favorables, plusieurs mélancoliques éprouvèrent sous leur influence une réaction bienfaisante pour leur situation ; chez quelques malades du sexe féminin, l'emploi des bains de vapeurs fit reparaître les règles disparues depuis longtemps et détermina de cette manière une crise qui améliora leur état mental. Après ces essais, la commission administrative de cet établissement autorisa, sur le rapport de M. le Dr Calmeil, médecin en chef, et de M. Barroux, directeur, l'acquisition de l'appareil qui avait été placé dans la maison à titre d'expérience.

En avril 1869, un second appareil fut placé à titre d'essai, à l'asile impérial de Vincennes ; les deux médecins chefs de service de cette maison ne nous firent pas un égal accueil, l'un d'eux nous marqua une évidente mauvaise volonté, et après nous avoir demandé une note sur la *physiologie de notre appareil* (demande que nous fûmes forcé de laisser sans réponse faute de l'avoir comprise), il se hâta de conclure, sans avoir fait d'expérience, sans même connaître la disposition de l'appareil, que notre générateur ne présentait aucun avantage et que la pression sous laquelle se produisait la vapeur exposait à des explosions. Ce jugement un peu précipité n'étant entouré d'aucune des garanties qui constituent l'impartialité scientifique, et le mobile qui avait guidé le juge dans cette circonstance étant entièrement indépendant de notre personnalité et de notre invention qui n'avait pas même été examinée, nous n'en fûmes pas découragé.

M. le Dr Brémond, médecin en chef du même établissement, nous avait du reste accueilli d'une manière toute différente et sans souci des petits désagréments que pouvait lui susciter sa conduite; il voulut n'émettre son jugement qu'après s'être entouré des renseignements que pouvait lui fournir une sérieuse expérimentation physiologique et thérapeutique. L'appareil fut donc placé dans son service et y est encore employé aujourd'hui. Après de laborieuses recherches, et une expérimentation constante de quatre mois, M. le Dr Brémond a rédigé sur notre invention un rapport détaillé qui sera adressé au ministère de l'intérieur. Nous ne pouvons rien publier de cette pièce importante que nous savons, nous, être favorable; mais, comme nous avons suivi les différentes expériences qui ont été faites, nous les rapporterons succinctement, ayant la conviction que nous n'enlèverons aucune originalité au savant travail du Dr Brémond en lui faisant cet emprunt.

Notre appareil a été examiné dans son service au point de vue physiologique et au point de vue thérapeutique. Sous le rapport physiologique, M. le Dr Brémond a voulu s'assurer si réellement les vapeurs médicamenteuses produites par notre appareil étaient absorbées par la peau, et si cette absorption avait lieu, dans quelles conditions elle s'opérait. Pour arriver à la solution de ces deux questions, il choisit comme agent médicamenteux l'iodure de potassium qu'on sait être d'une prompte élimination et qui se révèle facilement dans les recherches chimiques grâce aux nombreux réactifs qui décèlent sa présence.

Un premier bain fut donc administré à un des convalescents de l'asile, le récipient était chargé de 20 grammes d'iodure de potassium, le malade supporta une température de 40° environ, la durée du bain fut de vingt minutes; au bout de quelques heures, on retrouva dans les urines de ce malade des traces d'iodure de potassium; ces urines avaient été soumises à l'action des réactifs suivants : chloroforme, amidon, sulfure de carbone; dans ces différentes recherches on obtint un résultat positif.

Cette expérience n'était pas démonstrative, elle prouvait seulement qu'il y avait eu absorption; cette absorption pouvait tenir, et on n'aurait pas manqué d'en faire l'objection, à ce que le malade avait respiré des vapeurs iodurées. Cette objection n'est pas bien sérieuse quoiqu'on l'ait faite presque contre toutes les expériences pratiquées dans le but de rechercher le rôle que peut jouer la peau dans l'absorption des substances médicamenteuses; en effet, il est reconnu en physiologie que l'absorption qui s'opère par les voies pulmonaires est une des plus rapides de l'économie : si l'introduction de la substance avait eu lieu par cette voie, il paraît évident qu'on aurait dû la retrouver presque immédiatement, et ce n'est que dans l'urine émise quelques heures après qu'on a retrouvé des traces d'iodure de potassium tandis que l'urine émise immédiatement après le bain n'en contenait pas.

On institua donc d'autres expériences, et pour éviter toute discussion, on employa le même agent médicamenteux, on choisit des sujets dont la peau était saine et ne présentait aucune solution de continuité, les bains furent administrés dans les mêmes conditions de température et de durée, on prit seulement les précautions suivantes : le malade n'était placé dans la caisse qu'après qu'on avait appliqué sur sa bouche un tube respiratoire qui fermait les narines. Ce tube construit par M. Mathieu, l'habile fabricant d'instruments, ne permettait au malade que la respiration de l'air extérieur ; la muqueuse anale était abritée contre l'action de la vapeur médicamenteuse par un fort tampon de coton recouvert d'une plaque de caoutchouc fixée par un bandage *ad hoc ;* la muqueuse balano-préputiale était aussi entourée d'une sorte d'enveloppe de même nature, les pieds, les mains, les aisselles, les aines, étaient recouvertes d'une épaisse couche d'ouate sur laquelle était placé du taffetas ciré, le tout maintenu par des bandes. Ces précautions prises on administrait le bain, et toujours les réactifs décelèrent dans l'urine des hommes qui avaient reçu ces bains la présence de l'iodure de potassium ; les différentes colorations obtenues avec des quantités égales de réactif prouvaient seulement que l'absorption différait selon les sujets.

Cette série d'expériences dont le détail exact est consigné dans le rapport de M. Brémond prouve : 1° que la peau peut absorber des vapeurs médicamenteuses ; 2° que dans ces expériences c'est même par cette voie seulement que se sont introduites les substances retrouvées dans les urines ; 3° que la vapeur produite par notre générateur se charge *effectivement* des substances médicamenteuses placées dans les récipients.

Pour savoir dans quelles conditions s'opérait l'absorption on fit des expériences nouvelles dans lesquelles on varia les conditions de température et de durée des bains. Ces expériences conduisirent M. Brémond aux conclusions suivantes :

1° L'absorption n'a pas lieu dans un bain dont la température est au-dessous de la température normale du corps et cela quelle que soit la durée du bain.

2° Lorsque le bain est à 37°, c'est-à-dire à température égale à celle du corps, l'absorption a lieu, mais elle s'opère très faiblement et progresse avec la durée du bain.

3° Lorsque la température du bain dépasse 38°, l'absorption est d'autant plus considérable que la température est plus élevée et la durée du bain plus longue.

On a remarqué aussi que l'absorption était moindre au premier bain qu'aux suivants, ce qui indique qu'il est bon avant d'administrer des bains de vapeurs médicamenteux, de faire prendre au malade un bain de vapeurs simple après lequel on frictionne la peau avec un linge chaud, ce qui la débarrasse des débris épidermiques qui se sont détachés sous l'influence du bain de vapeurs. Cette précaution prise, l'absorption est plus facile, son action plus constante, plus égale.

Après le premier bain médicamenteux, l'urine soumise à l'analyse ne présente de traces du médicament que deux ou trois heures après le bain, la réaction se produit avec plus d'intensité six heures après, si au bout de ce temps le sujet de l'expérience prend un repas, on ne retrouve plus d'iodure de potassium dans l'urine de la digestion, plus tard on en retrouve des traces qui disparaissent complétement dans un temps qui varie de dix à dix-huit heures. Lorsqu'un malade a pris durant sept à huit jours un bain médicamenteux, on retrouve encore des traces d'iodure de potassium quatre jours après le dernier bain.

Ces résultats ont une grande importance au point de vue de la physiologie de l'absorption cutanée, et cette importance n'échappera pas au lecteur consciencieux ; il nous suffit donc de les consigner en rappelant qu'on en trouvera la relation détaillée au point de vue scientifique dans le rapport de M. le Dr Brémond, alors que celui-ci sera livré à la publicité.

Ces expériences ont été suivies par les internes du service ; à quelques-unes d'entre elles ont assisté MM. les Drs Revillout, Rabuteau et quelques autres savants ; c'est en les suivant ou en les répétant que le second médecin en chef de l'asile impérial de Vincennes aurait pu se renseigner sur la physiologie de notre appareil s'il entend par là l'action physiologique que peut produire sur le corps humain le contact d'une vapeur médicamenteuse.

Après avoir acquis la certitude de l'absorption des vapeurs médicamenteuses par la peau, M. le Dr Brémond a employé notre appareil au traitement des malades de son service. Nous sommes incompétent pour juger la valeur des observations qu'il a recueillies et qui se trouvent consignées dans son travail ; nous nous contenterons d'en signaler les résultats généraux sous forme de tableaux. Avant de les rapporter, nous ferons une remarque nécessaire pour prévenir une objection qu'on ne manquerait pas de nous faire. L'asile impérial de Vincennes est destiné à recevoir les convalescents d'affections aiguës traités dans les hôpitaux de Paris, dont l'état exige encore un repos et une hygiène qu'ils ne pourraient trouver en dehors si on les renvoyait aussitôt que leur état n'exige plus l'intervention active du médecin ; à côté de cette catégorie de malades, l'asile est encore ouvert aux malades atteints d'affections chroniques, et qui trouvent dans cet établissement une continuation de repos et de soins médicaux, que les hôpitaux actifs de Paris ne pourraient leur prodiguer indéfiniment, sous peine d'encombrement. C'est parmi ces malades que M. Brémond a choisi ceux qui pouvaient bénéficier de l'action exercée par les bains de vapeurs médicamenteux. Beaucoup d'entre eux arrivent à l'asile dans un état voisin de celui qui avait motivé leur admission à l'hôpital ; d'autres sont porteurs d'affections qui, bien que guéries, laissent après elles des incommodités habituellement lentes à disparaître. Tels sont, par exemple, les hommes qui ont eu des fractures, des phlegmons étendus, des indurations, des gonflements consécutifs à des traumatismes variés, des intoxications métalliques dont les phénomènes aigus ont disparu, tout en laissant persister la cause ; enfin une foule d'autres maladies dont la guérison à l'hôpital est précaire et s'accompagne de reliquats morbides bien souvent plus difficiles à guérir que la maladie qui les a déterminés. C'est contre ces accidents, et non contre des maladies qui n'existaient plus, qu'a été dirigée l'action de nos bains de vapeurs.

Depuis la fin de mars 1869 jusqu'au 31 juillet de la même année, on a administré, dans le service, de M. Brémond, à l'asile impérial de Vincennes, 2,400 bains de vapeurs médicamenteux ; les substances employées ont été l'iodure de potassium, le sulfure de potasse, la térébenthine, le bromure de potassium.

Bains à l'iodure de potassium. — On a administré à 96 malades un total de 1,110 bains de cette nature. La moyenne des bains par homme est de 11,5 ; le minimum a été de 1 bain, le maximum, de 35 bains. Les observations de M. Brémond portent que 48 malades ont été guéris ou notablement améliorés lorsque leur affection était incurable ; 26 sont sortis de l'établissement sur leur demande avant la fin du traitement. Ces résultats sont analysés dans le tableau ci-dessous :

Bains à l'iod. de potassium.	Nombre de malades traités.	Guéris.	Améliorés.	Partis.
1° Carie, nécrose, ostéite...	15	8	4	3
2° Tumeurs blanches......	21	8	2	11
3° Coxalgie...............	2	»	2	»
4° Arthrites blennorrhagiques, traumatiques, et arthropathies chron....	6	1	2	3
5° Hydarthrose...........	1	1	»	»
6° Synovite...............	1	1	»	»
7° Résection du coude......	1	1	»	»
8° Œdèmes, engorgem., atrophies et autres accidents consécutifs à des fractures, à des phlegmons........	10	5	4	1
9° Rachitisme.............	1	»	1	»

Bains à l'iod. de potassium.	Nombre de malades traités.	Guéris.	Améliorés.	Partis.
10° Mal perforant...........	I	I	»	»
11° Périostite.............	I	»	I	»
12° Plaies, écrasem., phlébite.	4	I	I	2
13° Rhumatismes, sciatiques..	10	9	I	»
14° Adénites scroful. syphiliques.................	8	6	2	»
15° Syphilis constitutionnelle.	8	I	I	6
16° Intoxication mercur.....	5	5	»	»
17° — saturnine...	I	»	I	»

Bains térébenthinés. — 795 bains ont été administrés à 86 malades; la moyenne des bains par homme a été de 9.2; le minimum a été de 1 bain, le maximum a été de 30 bains. Ces sortes de bains ont été administrés à la plupart des malades sous forme de bains entiers, et à certains d'entre eux localement, sous forme de douches de vapeur, à l'aide d'un tube de caoutchouc s'adaptant par une de ses extrémités sur un des robinets du récipient, et terminé à l'autre par un ajutage aplati, percé de trous très fins, ce qui donne au jet de vapeur la forme d'une nappe que l'on promène comme un pinceau sur la partie qui doit être douchée. Ces bains ont fourni les résultats suivants: 51 malades ont été guéris, 15 ont vu leur maladie s'améliorer, 17 ont suspendu volontairement le traitement.

Bains térébenthinés.	Nombre de malades traités.	Guéris.	Améliorés.	Partis.
1° Rhumatisme généralisé...	6	3	2	I
2° — musculaire..	2	I	»	I
3° — articulaire...	50	30	8	12
4° Rhumatisme articulaire chronique...........	4	2	2	»
5° Lumbago.............	4	3	»	I
6° Sciatique.............	6	4	2	»

Bains térébenthinés.	Nombre des malades traités.	Guéris.	Améliorés.	Partis.
7° Paralysies rhumatism....	5	3	2	»
8° Arthrites de natures variées...............	6	4	1	1
9° Hydarthrose..........	2	1	»	1
10° Hygroma.........	1	»	»	1
11° Emphysème pulmonaire, bronchorrhée.........	1	»	»	2

Bains sulfureux. — Ces bains ont été administrés à 47 hommes, qui en ont pris 449 ; la moyenne par homme est de 9.2 ; celui qui en a pris le moins en a reçu 3 ; le maximum a été de 25 bains pour un autre. Les observations constatent 18 guérisons, 8 améliorations ; 21 des malades qui y ont été soumis ont quitté l'asile avant d'avoir éprouvé un changement notable.

Bains sulfureux.	Nombre des malades traités.	Guéris.	Améliorés.	Partis.
1° Intoxication saturnine.	30	9	5	16
2° — mercurielle... . . .	4	2	»	2
3° Rhumatismes de natures variées..	7	5	1	1
4° Sciatique...	2	1	»	1
5° Arthrite blennorrhag...	1	»	1	»
6° Affections cutanées...	2	»	1	1
7° Paraplégie rhumatismale.	1	1	»	»

M. Brémond a, dans son service, expérimenté les bains au bromure de potassium, mais sur un très petit nombre de malades, ce qui ne permet pas de tirer de ses observations des déductions d'une valeur suffisante. Un fait très remarquable, c'est qu'aucun des malades qui ont été soumis aux bains iodurés, n'a présenté de symptômes d'iodisme. On sait combien la tolérance complète pour ce médicament est rare, presque toujours son administration à la dose quotidienne de plus de 1 gramme détermine de l'enchifrènement, du coryza, des maux de gorge ; eh bien, les malades qui ont pris jusqu'à 20 bains iodurés de suite n'ont présenté aucun de ces accidents.

Depuis plusieurs mois, un troisième appareil fonctionne à l'hôpital Necker. Les médecins et chirurgiens chefs du service de cet hôpital l'ont employé pour le traitement de différentes affections. Nous ne pouvons donner ici le résultat de leurs expériences, ne voulant pas anticiper sur les conclusions que ces savants distingués n'ont pas encore formulées, mais nous avons toute confiance dans l'intégrité et la science de ces médecins éclairés, qui, en prolongeant l'essai de notre appareil lui accorde par cela même une certaine valeur.

Enfin, pour rendre plus facile l'expérimentation pratique et pour étendre le champ des applications des bains de vapeurs médicamenteux administré selon notre méthode, nous avons installé une maison médicale qui compte vingt cinq lits, cinq salles d'inhalation, une salle d'électricité et à laquelle sont attachés cinq médecins et un cabinet de consultation ouvert depuis dix heures du matin jusqu'à six heures du soir (1). Dans cet établissement, nous avons administré un grand nombre de bains médicamenteux variés sur les prescriptions de divers médecins ; il est ouvert à tous les médecins qui voudront se rendre compte du mode de fonctionnement de notre appareil et essayer de son application à la thérapeutique.

En dehors des hôpitaux, plusieurs expériences ont été pratiquées ; parmi les observateurs, nous ne citerons que M. le Dr Rabuteau, bien connu par ses recherches sur l'*absorption*, qui lui ont valu une distinction méritée de l'Institut. Ce savant a expérimenté sur lui-même l'action de nos

(1) Rue Rochechouart, n° 57.

bains de vapeur térébenthinés, il a consigné les résultats de ses expériences dans un article publié le 27 août 1869 par la *Gazette hebdomadaire de médecine* ; il continue actuellement ses recherches sur l'absorption cutanée, à l'aide de notre générateur.

CHAPITRE VI

Avant la découverte de notre appareil, on avait employé en médecine d'autres bains de vapeurs médicamenteux, comme on pourra s'en assurer dans l'ouvrage du Dr Rapou, publié en 1824 sous le titre de *Traité de la méthode fumigatoire*, et dans un grand nombre d'autres publications.

La méthode employée pour administrer ces bains différait entièrement de celle que nous employons. Les substances médicamenteuses étaient placées soit dans l'eau du générateur et soumises à l'ébullition avec cette dernière, la vapeur médicamenteuse était celle que fournissait cette sorte d'infusion; dans d'autres appareils, la substance à volatiliser était renfermée dans une ampoule ou dans quelque vase fermé attenant au générateur, la vapeur devait se charger des principes actifs du médicament en traversant cette espèce de récipient. Avec ces procédés on ne pouvait administrer que des bains de vapeurs chargés de principes médicamenteux solubles dans l'eau.

Lorsqu'on voulait employer un médicament insoluble dans l'eau ce n'était plus un bain de vapeurs qu'on administrait, c'était une fumigation sèche, encore fallait-il que la substance employée fût volatilisable par la chaleur, c'est ainsi qu'on a donné des fumigations de cinabre, d'iode et de plantes aromatiques.

Dans notre appareil, grâce à la disposition de notre récipient, tous les médicaments peuvent être employés, la va-

peur en le traversant rencontre toujours une solution médi-
menteuse dont elle peut s'emparer ; puisque l'éponge peut
être imbibée de tel dissolvant que l'on voudra, chaque substance placée sur le plateau pourra recevoir par cette disposition le liquide qui lui est nécessaire pour se dissoudre, le
sulfure de potassium sera arrosé d'acide sulfurique dilué,
de résine, d'alcool, etc.

Dans les diverses expériences qui ont été pratiquées avec
notre appareil on a administré des bains aromatiques, salins,
des bains à l'iodure de potassium, au bromure de potassium,
au chlorure de sodium, des bains ammoniacaux, térébenthinés, sulfureux. Outre ces substances qui ont été employées,
on peut appliquer notre méthode pour l'administration de
bains de sublimé arsenicaux, ferrugineux, etc.

Nous terminerons notre brochure en faisant le parallèle
entre les bains sulfureux et térébenthinés donnés selon notre
méthode, et les bains sulfureux par immersion ainsi que les
fumigations de copeaux térébenthinés improprement appelées
bains de vapeurs à la térébenthine.

Le bain de Barèges artificiel, ou bain sulfureux des hôpitaux, se prépare en ajoutant à l'eau d'un bain simple une
solution de sulfures alcalins, sulfures de calcium et de potassium ; l'action thérapeutique de ces bains est basée sur
la décomposition de ces sulfures qui produit de l'acide sulfhydrique, agent actif du bain, et un sulfite de potasse, qui
est inerte et reste à l'état de dissolution dans l'eau de la
baignoire. Ces bains agissent par contact, l'action qu'ils
exercent est topique ; au point de vue thérapeutique elle est
excitante, irritante même. Le malade qui prend un bain dans
ces conditions prend-il un bain réellement sulfureux ? Nous
ne le croyons pas, s'il subit l'action du médicament sulfureux, c'est-à-dire de l'acide sulfhydrique, ce n'est que d'une
manière peu intense et très inégale. En effet, la solution
sulfureuse une fois ajoutée au bain, la décomposition s'opère,
le malade plongé dans le bain joue par rapport à cette action

le rôle d'agitateur, l'eau qui l'entoure laisse échapper l'acide
sulfhydrique qui donne à l'atmosphère de la salle où le bain
s'administre l'odeur bien connue d'œufs pourris qui caractérise le dégagement de ce gaz, et au bout de quelques instants, dont la durée varie avec les mouvements qu'exécute le
malade dans sa baignoire, l'eau de cette dernière ne contient
plus que du sulfite de potasse en dissolution, car tout le sulfure est décomposé et l'acide sulfhydrique volatilisé. Ce
n'est pas seulement dans les bains de Barèges artificiels que
s'opère cette décomposition, mais bien aussi dans les eaux
sulfureuses naturelles; ainsi M. Poggiale a constaté qu'à
Amélie-les-Bains, au bout d'une heure, l'eau d'une baignoire découverte avait perdu la moitié de sa sulfuration.
On voit par ce fait que les bains sulfureux par immersion ne
jouissent que d'une action topique, et que cette dernière est
inconstante et inégale à cause de la rapide désulfuration qui
se produit dans cette espèce de bains.

Dans notre appareil, le bain sulfureux est préparé en plaçant sur le plateau du récipient une quantité bien moindre
de sulfure alcalin, 15 à 20 grammes suffisent; l'éponge d'a-
miante est imbibée d'acide sulfurique dilué qui tombe goutte
à goutte sur le sulfure de potassium, par exemple, donne
naissance à de l'acide sulfhydrique qui se dégage, et à du
sulfate de potasse qui tombe, à travers les trous du plateau,
dans la soucoupe qui est placée au-dessous. L'acide sulfhydrique produit s'emmagasine dans le récipient, et, lorsqu'on
a ouvert la communication du récipient avec le générateur
et la boîte à bains, la vapeur qui traverse le récipient entraîne l'acide sulfhydrique, et arrive dans la caisse hermétiquement close où est placé le malade.

La vapeur agit sur la peau, comme nous l'avons dit dans
un chapitre précédent, en la débarrassant de tout ce qui la
souille, et il n'est pas une anfractuosité microscopique de
l'épiderme qui ne soit pénétrée par l'agent médicamenteux
dont la source, qui est constante, renouvelle incessamment

la couche d'acide sulfhydrique dont le malade est entouré. Nos bains offrent donc, dans cette circonstance, un triple avantage : d'abord une économie considérable, puisqu'il ne faut que 15 ou 20 grammes de substance par bain, au lieu de 200 grammes qu'emploie la méthode ordinaire ; puis, une action constante, égale, la perte de l'agent médicamenteux étant compensée par son renouvellement incessant pendant toute la durée du bain ; enfin, cette action est plus intime, plus profonde en quelque sorte, grâce à l'assouplissement produit par la vapeur d'eau, qui, en même temps, rend la peau plus apte à l'absorption.

Il y a bien longtemps que les ouvriers qui exploitent les pins des forêts, pour en extraire la poix et les résines, avaient remarqué que les vapeurs résineuses qui s'échappent des copeaux de pins soumis à la distillation, avaient une influence favorable sur ceux de leurs camarades qui étaient atteints de douleurs ou de vieux catharres ; les guérisons qu'on obtenait par cette méthode étant venues à la connaissance de M. le Dr Chevandier, de la Drôme, celui-ci régularisa l'emploi de ce moyen, et obtint des succès tels, que bientôt d'autres médecins essayèrent de ce moyen, et des établissements spéciaux furent créés sous les auspices des Drs Chevandier, de la Drôme, Benoist, de Die et Rey. Dans ces établissements on administre, dans des chambres spéciales, des fumigations avec la fumée qui s'échappe d'un four dans lequel on incinère des copeaux résineux ; bien que cette méthode produise d'excellents résultats, elle ne constitue pas un bain de vapeurs à la térébenthine, c'est plutôt là une fumigation résineuse à haute température. Un autre inconvénient, c'est que tous les malades ne sont pas à même d'aller dans les Alpes en chercher les bienfaits.

Nos bains à la térébenthine se préparent, en plaçant sur le plateau du récipient un mélange de cassonnade et d'essence de térébenthine ; la vapeur en arrivant dessous ce mélange se charge d'essence de térébenthine qui est absorbée par la peau, car on l'a retrouvé dans l'urine des hommes qui avaient pris des bains chargés de ce médicament. De plus, après ces bains, elle exhalait l'odeur de violette qui caractérise les urines térébenthinés. On pourra se demander à quoi sert la cassonnade que nous employons pour préparer notre bain. Cette cassonnade permet à la vapeur d'eau de se charger de l'essence de térébenthine, ce qui n'aurait pas lieu sans cette addition. En effet, on sait qu'il n'est pas possible de mélanger ni de dissoudre de l'essence de térébenthine dans l'eau ; nous avons découvert que si l'essence a été préalablement sucrée, la dissolution ou le mélange s'opèrent ensuite facilement ; cela n'est pas seulement vrai pour l'essence de térébenthine, mais bien pour toutes les essences et huiles essentielles aromatiques.

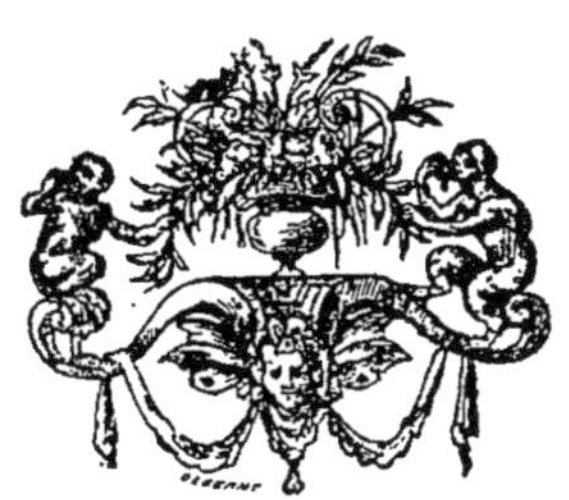

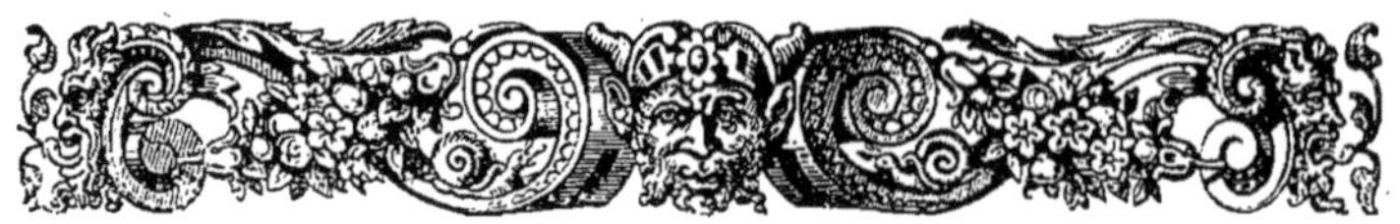

EXPOSÉ

DU

SYSTÈME DE MÉDICATION

SUIVI

A L'INSTITUT ÉLECTRO-BALNÉO-THÉRAPIQUE

4, rue Turgot et, 57, rue Rochechouart, Paris

PAR

LE DOCTEUR L.-H. GOIZET

DE LA FACULTÉ DE MÉDECINE DE PARIS, MÉDECIN EN CHEF DE L'ÉTABLISSEMENT

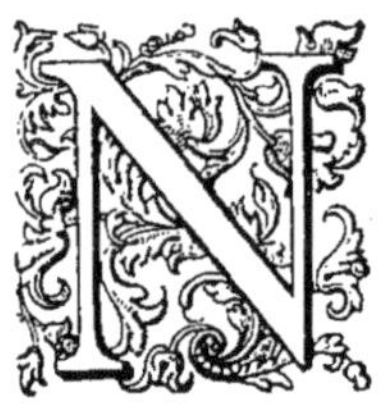OTRE médication, en parfaite harmonie avec les grands principes de la thérapeutique moderne, consiste à faire pénétrer dans l'organisme, directement et par les voies les plus rapides, les médicaments propres à combattre, à neutraliser ou à détruire les éléments morbides qui s'y sont développés ; à ajouter ou soustraire, suivant le cas ; à favoriser l'expulsion, par les voies naturelles d'élimination, des produits nuisibles ou seulement inutiles.

Cette méthode diffère de la méthode ordinaire, par l'état des substances employées et le chemin qu'elles doivent suivre pour arriver à la circulation.

La médecine ordinaire administre ses médicaments à l'*état*

4

solide ou à l'*état liquide*, et s'adresse presque exclusivement à l'*estomac* pour les faire absorber.

Les produits curatifs, au moment où nous nous en servons, sont toujours à l'état de *gaz* ou de *vapeur*. Les *poumons*, les *pores ouverts à la surface de la peau*, sont les voies par lesquelles nos remèdes arrivent jusqu'au sang.

La supériorité de ce système est si facile à comprendre, qu'une courte explication suffira pour l'établir.

Si la thérapeutique est une science (et il n'est pas permis d'en douter), le médecin doit tenir à ce que le médicament qu'il a choisi pénètre dans l'économie pour y accomplir la mission dont il a été chargé.

Or, les substances quelles qu'elles soient, une fois dans l'estomac, se trouvent en contact avec les corps les plus divers, — aliments, sucs digestifs, etc., etc., — et subissent des transformations chimiques qui en altèrent forcément l'essence. La plupart du temps, devenus insolubles par le fait de combinaisons nouvelles, ces produits traversent le tube digestif qu'ils fatiguent et irritent sans amener aucun effet utile ; ou bien, dénaturés, ils ne jouissent plus des propriétés bienfaisantes sur lesquelles on comptait en les administrant. Là est le secret véritable de tant de résultats opposés, obtenus par des moyens identiques, de tant de surprises, de tant de déceptions.

Même quand l'absorption se fait dans les conditions les plus favorables, cette méthode a toujours l'inconvénient d'agir *lentement*, parce qu'elle n'exerce que très rarement une action directe sur le mal. La *répugnance* naturelle des malades pour bon nombre de médicaments, les troubles fréquents apportés dans les fonctions digestives par l'ingestion répétée de certains corps pendant une longue maladie, sont autant de raisons qui militent en faveur de notre système.

Que faisons-nous donc ?

Nous l'avons déjà dit, nous employons des gaz ou des vapeurs : ce qui nous permet de nous passer de l'estomac pour faire absorber nos médicaments. La peau, les poumons sont les deux organes qui les conduisent directement et promptement dans le torrent circulatoire. Ils y arrivent sans avoir subi aucune altération, aucune transformation, prêts à combattre le mal contre lequel on les dirige.

Voici comment nous opérons :

Le malade, placé dans une boîte, la tête en dehors, reçoit une vapeur chargée du médicament qu'il doit absorber. Cette vapeur élève peu à peu la température de la boîte, qui atteint en quelques minutes 35° à 40° centigrades ; la chaleur et l'humidité de la vapeur dilatent les pores de la peau qui deviennent complètement aptes à l'absorption. Le principe curatif, dont les molécules sont devenues impalpables à cause de leur état gazeux, pénètre avec la plus grande facilité à travers toutes ces bouches béantes. En quelques instants il envahit la circulation capillaire, qui le transmet à son tour dans tout l'organisme.

Après une demi-heure environ, le malade quitte la boîte pour se mettre sur un lit de repos, où, enveloppé de couvertures de laine, il continue à absorber le remède en excès qui s'est déposé à la surface de son corps. Pendant ce repos au lit qui dure une heure, des vapeurs médicamenteuses sont répandues dans la chambre et mises en contact direct avec le sang, par la respiration qui les introduit en même temps que l'air, à chaque inspiration.

La séance est alors terminée, mais pendant plusieurs heures encore, la peau continue à absorber les parcelles médicamenteuses restées à sa surface.

Tel est notre système dont je résumerai ainsi les avantages :

1° Certitude absolue que le remède est absorbé sous sa forme la plus assimilable sans avoir subi la moindre altération.

2° Certitude absolue que ce remède sera mis en contact

*direct avec le mal, quelle que soit la place qu'il occupe, et cela,
par les voies les plus rapides.*

*3° La susceptibilité du goût chez les malades n'a rien à
redouter.*

*4° Les organes digestifs, scrupuleusement ménagés par ce
mode d'administration des médicaments, ont promptement
retrouvé toute l'énergie de leurs fonctions ; et le sommeil, si le
malade l'avait perdu, ne tarde point à reparaître après les pre-
miers jours du traitement.*

*5° La respiration cutanée et les diverses sécrétions de la
peau, dont la suppression entraîne les désordres les plus graves
et joue un rôle si important dans la production des maladies
aiguës et chroniques, sont promptement rétablies par cette
médication.*

*6° Notre système provoque toujours l'expulsion des produits
morbides ou étrangers vers la périphérie du corps.*

Tels sont les avantages immenses de notre méthode qui
a pour elle, ainsi qu'on a pu le voir par ce qui précède, la
logique la plus serrée ; et dont la valeur réelle a été mise à
jour par des faits nombreux et irrécusables.

Le raisonnement et l'expérimentation sont les deux points
d'appui sur lesquels repose solidement notre système.

Les expériences officielles ont été faites dans les hôpitaux,
en Espagne et en France, par M. L. Encausse, qui, le premier, a eu l'heureuse idée d'appliquer au traitement des
malades, par des procédés dont il est l'inventeur, ce mode
d'administration des médicaments.

Les rapports les plus élogieux et les plus concluants sont
là pour attester les résultats obtenus dans les établissements
de bienfaisance ; et la dernière exposition internationale
française de 1879 a honoré M. L. Encausse d'une médaille
d'or pour récompenser les services rendus par sa découverte.

Depuis cinq années que je me suis fait le vulgarisateur de

ce système, j'ai personnellement obtenu des succès qui ont grandement dépassé mon attente.

Aujourd'hui, grâce à des efforts inouïs et au prix des plus grands sacrifices, notre méthode, sortie victorieusement de la lutte, tient enfin sa place au soleil!

Plus de quinze cents malades venus à nous en désespoir de cause, après avoir épuisé ailleurs toute la série des médications connues, sont sortis de notre maison complètement guéris ; au besoin ils se lèveraient pour venir convaincre les incrédules s'il y en avait encore.

La chaleur, qui est inséparable de notre système, active la circulation.

L'électricité dont nous nous servons dans quelques cas bien définis, unissant son action à celle de la vapeur médicamenteuse, double l'efficacité du remède employé.

Ces deux agents physiques, *chaleur et électricité*, sont pour nous, deux auxiliaires puissants dont nous sommes à même d'apprécier tous les jours les services signalés.

Je ne veux pas terminer cet exposé sans répondre à deux objections qui m'ont été faites par des médecins et aussi par des malades :

1° En vous servant des substances à l'état de gaz ou de vapeur, vous privez vos malades des bienfaits qu'ils pourraient obtenir de l'ingestion d'un grand nombre de corps fixes ou de leur introduction dans l'organisme par voie hypodermique.

Je dis à cela que la *matière médicale* peut fournir assez de produits volatils pour répondre à toutes les exigences de la *thérapeutique*. Nous nous réservons d'ailleurs d'agir avec des médicaments solides ou liquides sur l'estomac et les intestins, chaque fois que ces organes sont directement en cause, et qu'il y a besoin de provoquer un effort mécanique, pour les débarrasser des matières étrangères qui les encombrent et troublent leur fonctionnement normal. Dans ce cas, du reste, nous ne faisons point infraction à notre règle de conduite ; puisque c'est un nettoyage pur et simple du tube digestif ou une combinaison chimique locale que nous nous proposons, et non une tentative d'absorption que nous faisons.

Notre système n'est point exclusif. Nous nous servons de l'estomac ou du tissu cellulaire sous-cutané comme voie d'absorption quand nous ne pouvons faire autrement. Ce sont là des cas exceptionnels qui ne font que confirmer la règle que nous nous sommes imposée. Ces exceptions disparaîtront peu à peu à mesure que l'usage journalier de notre système amènera la découverte de nouvelles substances gazeuses qui pourront remplacer les corps fixes avec avantage.

2° Si un long traitement est nécessaire, il doit fatiguer beaucoup le malade ?

L'expérience a démontré le contraire.

La souplesse, la liberté dans les mouvements, la force, l'embonpoint sont toujours la conséquence d'un traitement suivi pendant plusieurs mois. Je citerai, à l'appui de ce que je viens de dire, cinq de nos malades qui pendant plus de cent cinquante jours ont été soumis, sans interruption, à l'application de notre système. A mesure que la régénération s'opérait chez eux, ils retrouvaient la gaieté, l'appétit et le sommeil perdus.

Après cinq mois, le poids total du corps avait subi une augmentation de deux à quatre kilogrammes.

Après ce que nous venons de dire, il est facile de conclure que toutes les maladies peuvent être traitées par notre méthode. En effet, si nous avons été assez heureux pour obtenir la guérison d'affections chroniques et de diathèses qui avaient jusque-là résisté à tous les traitements ; à plus forte raison, les maladies aiguës, chez les gens sainement constitués, céderaient-elles promptement à notre médication.

Mais, comme notre œuvre est, avant tout, une œuvre humanitaire, nous appelons à nous, de préférence, les malheureux affligés de maux rebelles, qui ne peuvent trouver ailleurs que chez nous la guérison ou seulement le soulagement de leurs souffrances.

Les maladies de la peau, sous toutes leurs formes, *la Scrofule, les accidents constitutionnels de la Syphilis*, qui font, presque toujours, de ceux qui en sont affectés un objet de dégoût et de répulsion ; *les maladies chroniques des voies digestives et du foie, les Rhumatismes articulaires et musculaires*, qui causent le désespoir des malades et des médecins ; *l'anémie, les bronchites chroniques, le catharre de la vessie et des bronches, la Coqueluche* trouvent chez nous, souvent la guérison et toujours une amélioration appréciable. La *Phthisie* elle-même ne saurait trouver ailleurs une application aussi directe et aussi logique du médicament destiné à la combattre.

Notre méthode donne la preuve de sa valeur réelle par la vérité incontestée des principes sur lesquels elle repose et par la force brutale du fait accompli.

Quelques observations choisies entre mille parmi les nombreux malades que nous avons traités en diront plus en quelques pages que tous les plus beaux raisonnements du monde.

OBSERVATIONS

MALADIES DE LA PEAU

I. *Acné simplex*. — Mlle B......, 28, rue Rochechouart, à Paris, âgée de 20 ans, tempérament lymphatique, se présenta à la consultation le 28 avril 1876. Elle avait, dans toute l'étendue du dos et plus particulièrement sur les épaules, de nombreuses pustules d'acné (100 environ). Le front, les ailes du nez, les joues et le menton étaient parsemés de boutons de même nature. Des croûtes, des cicatrices attestaient l'ancienneté de la maladie ; de petites élevures dures, rouges, sensibles à la pression du doigt, annonçaient la formation prochaine de nouvelles pustules.

L'état général laissait beaucoup à désirer : les chairs étaient molles, les ganglions du cou volumineux, les menstrues irrégulières paraissaient à peine, l'appétit était languissant et capricieux.

Mlle B..... était très désolée de cette affection, qui, depuis 5 ans, époque de sa menstruation, avait apporté un trouble profond et toujours croissant, dans l'harmonie de ses traits. On eût dit qu'elle avait eu la petite vérole, tant la peau du visage était inégale et bouleversée.

Le lendemain, 29 avril, Mlle B..... était soumise au traitement de la maison : chaque jour un bain de vapeur sulfureux par encaissement et une douche du même médicament sur le visage.

Après quinze jours consécutifs de ce traitement, l'appétit était excellent ; les pustules séchaient, la peau était plus souple ; on ne voyait que fort peu de boutons de nouvelle formation. Je fis continuer la même médication en donnant un jour de repos tous les deux jours.

Le 9 juin, toutes les pustules étaient sèches, quelques croûtes étaient tombées, aucune évolution nouvelle ne se produisait plus, la peau avait, à peu de chose près, repris sa souplesse normale. Les règles étaient revenues plus abondantes, l'état général était parfait.

Je fis cesser le traitement sulfureux ; et, pour activer la chute des croûtes, je fis administrer des bains et des douches chargés d'ammoniaque. Le 25 juin, la peau du visage et du dos souple et unie, ne conservait plus que des taches brunâtres (traces uniques de la maladie disparue), séparées les unes des autres par des plaques plus blanches. La malade était guérie.

Pour activer le retour de la coloration normale de la peau, je conseillai l'usage de bains et douches de vapeur légèrement chargés d'alcool camphré, et répétés deux fois chaque semaine. A la fin de septembre, Mlle B..... avait un teint et une santé irréprochables.

Aucune médication interne n'avait été suivie concurremment au traitement par absorption cutanée et pulmonaire ; et deux mois avaient suffi pour avoir raison de cette maladie désagréable. Depuis lors, la guérison ne s'est point démentie.

II. *Acné punctata et Pityriasis*. — Mme A. D....., 93, rue des Martyrs, à Paris, 26 ans, artiste lyrique, a, depuis cinq ans, éprouvé toutes les médications pour se débarrasser des milliers de points noirs qui couvrent son front, son menton et son nez, ainsi que des petites écailles, grandes comme du son et parfaitement blanches, qui tombent en grande quantité de ses cheveux et de ses oreilles. Les points noirs épaississent la peau et entretiennent à sa surface un suintement huileux et luisant fort désagréable. Le cuir chevelu est dans un état d'irritation permanent qui amène progressivement la perte prématurée des cheveux. En un mot, Mᵐᵉ A. D..... a un *acné punctata de la face et un pityriasis du cuir chevelu et des oreilles.* Ce fut le 19 août 1876, qu'elle vint à ma consultation. Le tempérament est lymphatique et bilieux, la santé générale assez bonne. Je conseillai les bains de vapeur ammoniacaux par encaissement et les douches sur le visage et le cuir chevelu avec le même médicament. En dix séances, j'avais saponifié entièrement la couche épaisse d'écailles qui recouvrait toute la surface du cuir chevelu ; la tête était absolument blanche et nette. Je fis suspendre le traitement pendant une semaine pour reposer la malade, un peu fatiguée. Pendant le repos, le *pityriasis* reparut, je fis recommencer le traitement précédent, pendant dix jours encore. La tête était bien nettoyée et l'*acné punctata* avait complétement disparu.

Alors, afin de modifier localement la peau d'une façon plus certaine, je fis administrer tous les jours pendant un mois, sur les parties malades, une douche composée de vapeurs de *soufre,* de *goudron* et d'*eucalyptus.* En même temps, madame A. D..... prenait tous les deux jours un bain de vapeur, ammoniacal, par encaissement. Avant la fin d'octobre, la malade était complétement guérie. Pendant deux ans, trois récidives se produisirent, mais cédèrent à quelques jours de traitement. Depuis le mois de décembre 1878, madame A. D..... n'a revu ni *acné*, ni *pityriasis*.

III. *Acné rosacea.* — Madame L....., 41, rue de Seine, à Paris, âgée de 45 ans, tempérament bilieux et sanguin, avait depuis dix ans le visage couperosé, avec des pustules d'*acné* sur le nez, le front, les pommettes et le menton. Sur mon ordonnance, elle commença son traitement le 12 juillet 1876 :

Bains de vapeur ammoniacaux par encaissement, douches locales de vapeur d'eucalyptus et goudron mêlés pendant trente jours consécutifs. Après cette médication, madame L...., dont les digestions étaient habituellement fort laborieuses et acides, et qui était assujettie à un choix très restreint d'aliments, digéra facilement et put manger de tout sans inconvénient. L'*acné* avait presqu'entièrement disparu. Je fis reposer madame L.... pendant quinze jours, pour reprendre ensuite son traitement pendant trois semaines. Nous étions alors aux derniers jours de septembre, la maladie ne laissait aucune trace de son existence. J'ai eu, depuis lors, de fréquentes occasions de revoir madame L.... en donnant des soins à divers membres de sa famille ; elle est complétement débarrassée de son *acné*.

IV. *Lichen*. — Madame M. S...., de Meaux, 29 ans, tempérament nerveux, est d'une santé habituellement bonne ; et, à part quelques troubles dans la digestion et quelques névralgies passagères, n'avait jamais été malade. En 1872, à la suite de grands chagrins, deux plaques de *Lichen* lui sortirent, l'une au ventre, l'autre à la cuisse droite. Ces plaques s'agrandirent progressivement et devinrent bientôt larges comme la main. Elles étaient le siège de démangeaisons telles que les nuits étaient sans sommeil. L'élément nerveux prédominant déjà chez madame M.... S...., s'éleva à un tel point d'exacerbation qu'à la première visite de cette dame à l'établissement, le 8 juin 1877, je trouvai sa santé générale dans un état fort alarmant. L'appétit et le sommeil étaient perdus ; la malade était dans un état de faiblesse extrême.

Plusieurs médecins, spécialistes et autres, avaient été consultés ; mais les diverses médications suivies n'avaient procuré qu'un soulagement très passager. Ce mal reprenait vite le dessus, comme cela arrive ordinairement dans ces affections rebelles.

Le 10 juin, madame M.... S.... fut soumise aux bains de

vapeur d'eucalyptus et d'acide phénique mêlés, par encaissement, avec douches de vapeur données localement pendant le repos au lit. Après un traitement de 20 jours consécutifs, les démangeaisons avaient sensiblement diminué, le sommeil commençait à revenir et l'appétit était excellent. La malade avait un peu plus de gaieté et d'espoir. La peau était moins rude, moins épaisse, les plis étaient moins profonds. Je fis continuer le traitement sans y rien modifier, et le 15 septembre, c'est-à-dire trois mois et une semaine après sa première visite, madame M.... S.... quittait la maison en parfaite santé. Jusqu'à présent, il n'y a pas eu la moindre récidive, et la peau a repris son velouté ainsi que son épaisseur et sa couleur normales.

V. *Eczéma chronique de la face.* — Madame S..., propriétaire, rue des Abbesses, à Montmartre-Paris, âgée de 28 ans, a, depuis neuf ans, un *eczéma* de la face. Le visage est littéralement couvert d'une croûte épaisse, fendillée par place. Les squammes sont d'une épaisseur considérable. L'aspect est vraiment repoussant. Le bord des paupières, les lèvres, les narines, sont envahies. La malade commença son traitement le 4 avril 1878 :

Bains de vapeur ammoniacaux par encaissement, douches de vapeur ammoniacales sur le visage pendant un mois sans interruption.

Le 4 mai, la face a repris à peu près son volume normal ; les squammes sont tombées. Je fais suspendre le traitement pendant quinze jours pour reposer la malade, que je trouve très fatiguée. Cependant, l'appétit est excellent, et madame S... revient me voir le 20 mai, réconfortée, et d'autant mieux décidée à recommencer le traitement que le gonflement et la desquammation reparaissent. Je fais une nouvelle application de la vapeur ammoniacale pendant dix jours pour me débarrasser des croûtes ; puis, continuant les bains ammoniacaux par encaissement, je remplace les douches locales ammoniacales par les douches de vapeur de goudron et d'eucalyptus mêlés. Cinquante jours de ce traitement amènent un résultat merveilleux dépassant toutes mes espérances.

Depuis le 10 septembre 1878, époque à laquelle j'ai annoncé à madame S... qu'elle pouvait cesser toute médication, elle n'a eu qu'une légère récidive qui a cédé à quelques jours de traitement.

VI. *Eczéma chronique.* — Mademoiselle F..., 84, passage Brady, 15 ans, tempérament lymphatique, a de l'eczéma, par larges plaques, au cou, au front, sur le cuir chevelu, aux cuisses, depuis sa première enfance. Cette jeune fille se développe mal, la santé générale est languissante, l'appétit mauvais, l'énergie nulle. Elle commence son traitement en mai 1876 : Bains de vapeur sulfureux par encaissement pendant un mois sans interruption. Sous l'influence de ce traitement la santé générale est sensiblement améliorée et l'eczéma a presque entièrement disparu. Mademoiselle F... est fatiguée, j'ordonne quinze jours de repos. Pendant cette suspension du traitement, l'appétit est excellent, les forces se relèvent, mais l'eczéma commence à reparaître, Je fais reprendre le traitement pendant un mois. L'eczéma disparaît de nouveau pendant que la santé générale gagne tous les jours d'une façon appréciable pour tout le monde.

Pendant le mois suivant, mademoiselle F.,. prit encore douze bains. La maladie avait complètement cédé au traitement et, depuis, elle n'est jamais revenue. Mademoiselle F.., est aujourd'hui une belle jeune fille de dix-neuf ans qui se porte à merveille et dont le développement s'est opéré sans le moindre accident.

VII. *Ecthyma cachectique.* — Madame R... rue du Temple, 93 Paris, 35 ans, se présente à ma consultation, le 14 mai 1878, affectée d'un *ecthyma cachectique* bien caractérisé. Les deux jambes portent chacune quarante à cinquante croûtes qui, sous une pression légère, laissent échapper un liquide sanieux, moitié séreux, moitié purulent. Sous ces croûtes existent des ulcérations profondes, grisâtres, dont l'aspect ne donne guère l'espoir de les voir marcher vers la cicatrisation. La malade est dans un état effrayant de débilité et de maigreur. Il y a souvent de la diarrhée, et l'appétit est à peu près nul. C'est une cure dans laquelle je n'ai qu'une confiance très limitée, et que je n'entreprends que sur les supplications de la malade.

Enfin le 15 mai 1878, je fais administrer dans le lit, avec les plus grandes précautions, une douche d'un quart d'heure sur les jambes malades. Les médicaments employés sont la térébenthine et l'alcool mélangés à la vapeur d'eau. Le lendemain la malade revient, et j'ordonne la continuation du traitement. Huit jours après, à ma grande surprise, quelques croûtes s'étaient détachées et les ulcérations avaient un aspect moins mauvais. L'appétit était un peu revenu, et la diarrhée avait disparu ; la malade avait repris un peu de vie. Le 30 juillet, sous l'influence du même traitement, il n'y avait plus ni une seule croûte, ni une seule ulcération, madame R..... était guérie, et si bien guérie que, depuis cette époque, elle n'est revenue à la maison que pour offrir au directeur, en reconnaissance et en souvenir de sa guérison, un travail en émail cloisonné exécuté par son mari qui est un maître dans l'art d'émailler.

VIII. *Porrigo decalvant (teigne pelade)*. — Le jeune Roger, avenue Trudaine, 27, âgé de 9 ans, a contracté à son école *la teigne pelade*. C'est le 20 avril 1879, que ses parents l'amènent à la consultation. Je constate trois plaques dénudées, larges chacune comme deux pièces de cinq francs en argent. La maladie est au deuxième degré ; c'est-à-dire que je puis encore constater la présence d'un fin duvet sur les plaques, la loupe me permet de voir la poussière champignonneuse

qui recouvre ce duvet. L'enfant est immédiatement soumis
à l'administration d'une douche locale de vapeur térébenthinée et ammoniacale ; et, *sans épilation*, après 40 jours de
ce traitement, la guérison est achevée.

SCROFULE

IX. *Ostéo-périostite du tibia.* — M. L......, 32, rue de l'En-
trepôt, 43 ans, vint à l'établissement le 12 mars 1876. La
jambe droite est très douloureuse, violacée, tuméfiée et con-
servant l'impression du doigt qui la touche. Tout m'annonce
une collection purulente. M. L..... a déjà à la jambe plusieurs cicatrices d'un rouge vineux, peu solides et prêtes à
se rouvrir (ce qui est arrivé plusieurs fois depuis 4 ans).
L'examen plus approfondi du malade me révèle des cicatrices
de glandes suppurées au cou. Les attaches sont grosses, le
nez gonflé et luisant, la peau est fine, les paupières malades ;
en un mot M. L..... est scrofuleux. Je fis une incision afin
d'évacuer le pus et, le lendemain, je commençai les bains de
vapeur iodés par encaissement, et les douches locales de
vapeur d'iode et de térébenthine. A la fin du mois de mars,
deux esquilles étaient sorties et la suppuration complètement tarie. Le 25 avril, l'os avait repris son volume ordinaire ; et, le 9 mai, le malade cessait tout traitement pour
reprendre un travail pénible en pleine santé. Depuis le 9 mai,
M. L..... n'a eu aucune manifestation scrofuleuse nouvelle.
Son état général s'est amélioré de jour en jour ; son embonpoint s'est accru ; et, aujourd'hui je puis affirmer que sa guérison est pleinement confirmée.

X. *Kératite vasculaire chronique double.* — Mlle Alphon-
sine Melnotte, âgée de 16 ans, couturière, 182, rue St-Denis,
a tous les symptômes de la diathèse scrofuleuse. Depuis sa
première enfance elle a toujours eu les yeux malades, sauf

quelques rares et courts intervalles de mieux. Il y a trois ans qu'elle va d'une façon régulière et assidue à la clinique des docteurs Laumas et Landolt, 27, rue St-André-des-Arts. Malgré les soins locaux qu'elle y a reçus et le traitement interne parfaitement approprié à la diathèse, qui est la cause première de tous ses maux, Mlle A. Melnotte n'a encore obtenu aucun changement heureux à son état de maladie. Depuis fort longtemps elle ne peut plus travailler à la lumière, et, il y a quelques mois, elle dut renoncer même au travail de jour. C'est alors, le 8 mai 1879, qu'elle vint me consulter. Je constatai une *kératite vasculaire chronique double de nature scrofuleuse*, avec taches et ulcérations de la cornée, photophobie et larmoiement, blépharite ciliaire. La vision était profondément troublée : à grande peine, Mlle A. Melnotte pouvait-elle distinguer les objets. Le 10 mai, je fis commencer le traitement ; bains de vapeur iodés par encaissement, douches locales avec le même médicament, et lotions plusieurs fois par jour sur les yeux fermés avec l'eau fraîche alcoolisée.

Le 25 mai, la malade commence à ouvrir les yeux à la lumière sans trop de douleur, le larmoiement a considérablement diminué, les ulcérations sont en voie de guérison. J'ordonne la continuation du traitement. Le 10 juin, la photophobie et le larmoiement ont cessé, les ulcérations sont guéries, il n'y a plus de douleurs. La vue est un peu plus claire ; on dirait que les taches sont moins opaques. L'état général s'améliore, la gaieté et l'appétit reviennent avec l'espoir de guérir. Les glandes dont le cou était littéralement farci, se fondent ; les paupières sont moins rouges ; les ailes du nez moins épaisses et moins luisantes ; la malade est enchantée de sa nouvelle médication à laquelle je me garde bien de rien changer. Jusqu'au 10 juillet, Mlle A. Melnotte continue ses bains de vapeur iodés et ses douches sans manquer un seul jour, marchant progressivement vers la guérison. A cette date, les yeux n'ont plus devant eux

qu'un nuage léger qui obscurcit la lumière, **et la malade**
demande à reprendre son travail.

Les yeux sont presque dans leur état normal; les paupières sont à peu près guéries ; le volume excessif des glandes
n'est plus appréciable qu'au toucher. L'état général ne laisse
rien à désirer. Néanmoins, j'ordonne la continuation du
traitement pendant un mois encore.

Ce fut le 10 août seulement que Mlle Menotte quitta l'établissement avec permission, cette fois, de reprendre son travail, car elle n'avait plus rien à redouter de la lumière ni de
l'assiduité : la guérison était complète. J'ai eu des nouvelles
de la malade le 14 février 1880 : l'état a toujours été satis-
faisant jusqu'à cette date, malgré les rigueurs de la saison
et les fatigues de la profession.

SYPHILIS CONSTITUTIONNELLE.

XI. *Accidents secondaires. Syphilides pustulo-crustacées.*
— M. C....., employé de commerce, 83, boulevard de Sébas-
topol, 28 ans, avait des accidents syphilitiques depuis cinq
ans quand il se présenta à ma consultation, le 28 octobre
1877. Il avait, depuis l'origine de sa maladie, suivi chaque
année un traitement de plusieurs mois. Ce traitement avait
consisté, pour la première année, en pilules de protoiodure de
mercure, pendant trois mois, et en sirop de salsepareille
ioduré pendant deux mois. Les années suivantes, l'usage
du sirop de Gibert pendant deux mois avait toujours suffi
pour faire disparaître les manifestations syphilitiques. Lors
de sa visite, M. C... avait les mêmes accidents que les années
précédentes : *plaques muqueuses ulcérées dans la gorge et
à la langue, eczéma à la paume des mains, croûtes sur le cuir
chevelu et dans la barbe.* Le 1er novembre, il commença sa
médication, et prit exclusivement des bains de vapeur ammoniacaux pendant six semaines. Le 12 décembre, je constatai

que tous les accidents avaient disparu. J'ordonnai un repos de quinze jours ; et, le 26, le malade revint de nouveau à l'établissement. Aucune manifestation .nouvelle n'avait eu lieu. Pour compléter le traitement, je prescrivis trente bains de vapeur iodés. Le 28 janvier, M. C..., sur mon autorisation, reprit sa vie ordinaire. Les soins avaient duré trois mois, pendant lesquels le malade avait pris quinze jours de repos. La durée du traitement avait été au moins aussi longue que les années précédentes. Restait à savoir si, comme toujours, il y aurait de nouvelles poussées. Jusqu'à présent, 1878 et 1879 se sont écoulés sans troubler notre malade, qui se croit complètement guéri. L'avenir seul peut nous éclairer à ce sujet.

XII. *Accidents tertiaires. Exostose de l'os frontal. Ganglions cervicaux et sous-maxillaires. Douleurs nocturnes dans les tibias. Absence complète de sommeil.* — M. X... est âgé de 50 ans, et d'excellente constitution. Il a contracté la syphilis il y a vingt ans. Quelques semaines après l'infection, il eut de la *roséole* sur tout le corps ; et, un peu plus tard, des plaques muqueuses à l'anus, à la partie interne des cuisses, sur les bourses, à la langue, aux lèvres et à la gorge. Ces accidents cédèrent promptement à quelques applications locales et à un traitement au protoiodure de mercure qui ne dura pas plus de deux mois. Pendant quinze ans, M. X... ne revit plus aucune manifestation de sa maladie. Il se croyait, avec quelque raison, parfaitement guéri, quand, à la suite de grandes préoccupations morales, vers la fin de 1875, il s'aperçut qu'il lui poussait au front une tumeur très dure et complètement insensible. M. X... ne s'en préoccupa pas davantage. Quelques mois plus tard, les nuits furent mauvaises, sans sommeil, avec des douleurs violentes à la face antérieure des tibias. Le malade commença à s'inquiéter et alla consulter un médecin spécialiste, qui lui fit prendre de l'iodure de potassium à haute dose. Le médicament fut mal toléré ; et, malgré toute la bonne volonté de M. X... et son désir de guérir, il dut cesser son traitement. Ce fut à ce moment que je le rencontrai et que je lui conseillai d'avoir recours à l'absorption cutanée. Le 7 août 1876, M. X... commençait cette médication. Je prescrivis exclusivement les bains de vapeur iodés par encaissement et prolongés, pendant 40 minutes. Soixante jours consécutifs de traitement n'avaient amené aucune amélioration dans l'état du malade, si ce n'était qu'un appétit formidable avait succédé à un état douloureux et languissant de l'estomac. M. X... commençait à désespérer. Pourtant, sur mes instances, il continua son traitement, et bien lui en prit.

Le 22 octobre, après trois jours d'une fièvre violente, une éruption de deux cents papules au moins, grosses comme des lentilles, indolores, d'un rouge cuivré, se fit, disséminée sur toute la surface du corps.

A partir de ce jour, les douleurs nocturnes dans les tibias disparurent et le sommeil revint ; l'exostose frontale diminua de jour en jour et les ganglions cervicaux se fondirent peu à peu. A la fin de février 1877, M. X..., qui avait suivi son traitement sans un seul jour d'interruption, était débarrassé de l'éruption papuleuse de nouvelle apparition, ainsi que de tous ses accidents antérieurs. Depuis sa guérison, M. X..., dans la crainte d'un retour offensif de la maladie, a pris chaque jour à l'établissement, jusqu'à la fin de 1879, un bain de vapeur soit ammoniacal, soit sulfureux, soit iodé, par série de 30 bains du même médicament.

M. X... jouit actuellement d'une bonne santé, et j'ai l'espérance qu'il est à l'abri désormais de tout accident dans l'avenir. Fait intéressant à noter : M. X..., du 7 août 1876 au mois d'octobre 1879, a pris plus de mille bains consécutifs, sans éprouver la moindre fatigue. Dans ce laps de temps, il a engraissé de 7 livres.

XIII. *Accidents tertiaires. — Céphalée nocturne. — Amoin-*

drissement de l'intelligence. — M. D..., ouvrier bijoutier, âgé de 47 ans, demeurant à Paris, rue de Truffaut, entra à l'hôpital du Midi en 1864, pour y guérir un chancre induré situé dans la fosse nasiculaire. Trois semaines suffirent à la cicatrisation de cet ulcère, qui ne présentait rien de particulier.

Depuis cette époque jusqu'en 1872, M. D... a eu les accidents constitutionnels les plus divers ; et, parmi ceux-ci, le plus tenace fut une syphilide crustacée du coude gauche. Pendant ces huit années, M. D... n'avait jamais été complètement nettoyé, suivant sa propre expression ; et, pourtant, il avait presque constamment suivi un traitement mercuriel, soit avec le protoiodure, soit avec le calomel, soit avec le bichlorure.

Plusieurs tentatives d'administration d'iodure de potassium n'avaient pu être continuées à cause des vomissements que provoquait ce médicament, malgré toutes les précautions prises pour les éviter.

En 1872, M. D... alla prendre, à l'hôpital Lariboisière, une consultation à la suite de laquelle il fit, chaque jour, pendant un temps dont il ne se rappelle pas exactement la durée, une friction de pommade mercurielle sous les aisselles et aux jarrets.

Ces frictions le débarrassèrent complètement des croûtes qu'il avait au coude gauche, ainsi que de plusieurs autres manifestations dont il ne peut donner une bonne description. Jusqu'en 1874, il n'eut plus rien. Mais le cerveau perdait ses facultés, la mémoire baissait considérablement ; les forces physiques s'amoindrissaient de jour en jour, si bien qu'au mois de mai 1874, il dut cesser tout travail. Jusqu'au commencement de 1875, son état fut à peu de chose près le même. Ce fut vers la fin de janvier que commencèrent ces maux de tête nocturnes qui abolirent le sommeil et contre lesquels toute médication fut impuissante. En mars 1876, M. D... était dans ce triste état, quand il commença son traitement :

79 bains de vapeur iodés par encaissement furent administrés sans obtenir la moindre amélioration. Lorsque, le 12 juin, je vis à ma consultation M. D... qui m'attendait fort inquiet. Pour la première fois depuis plusieurs années, il avait passé une bonne nuit ; mais, à son réveil, il s'était aperçu que ses bras étaient gonflés et couverts de boutons d'un rouge cuivré, depuis le poignet jusqu'au coude. Je le fis déshabiller, et pus constater une éruption semblable sur les jambes et la partie antérieure de la poitrine. Je rassurai M. D. et lui fis continuer son traitement. Trois jours après, le corps était littéralement couvert d'une éruption pustuleuse, sur la nature spécifique de laquelle un examen sérieux ne laissait aucun doute. Cette poussée vigoureuse avait débarrassé complètement la tête, les douleurs nocturnes avaient cessé ; le sommeil était revenu ; le malade, plus gai, était plein d'espoir. Je remplaçai la vapeur iodée par la vapeur ammoniacale, et trois semaines après, les croûtes qui s'étaient formées sur les pustules n'existaient plus. Le malade sentait chaque jour ses forces revenir, et le 1er août de la même année, c'est-à-dire après quatre mois et demi de traitement, la guérison était accomplie.

Il y a quelques mois à peine que j'ai vu M. D.,. qui depuis plus de trois années a pu reprendre son travail d'une façon suivie et n'a pas eu la moindre manifestation syphilitique.

MALADIES DE VOIES DIGESTIVES.

XIV. *Hypertrophie du foie. Vomissements bilieux. Perte complète de l'appétit.* — M. Ferdinand Mas, âgé de 41 ans, 18, rue du Faubourg-St-Denis, à Paris, gérant du café de Madrid, a le tempérament bilieux. Il me fit appeler le 5 juillet 1876 pour des vomissements qui se répétaient de quart en quart d'heure depuis deux jours.

Les matières évacuées étaient exclusivement composées de bile jaune. Le malade, que je connaissais depuis longtemps mais que je soignais pour la première fois, me dit que depuis plusieurs années déjà, l'aspect de la viande lui faisait horreur et qu'il n'en pouvait plus manger; chaque matin, il avait plusieurs vomissements bilieux et ses forces s'en allaient tous les jours. Je constatai un développement considérable du foie et une vive douleur à la pression dans toute l'étendue de la région de cet organe.

Je fis administrer un lavement purgatif; j'ordonnai des frictions calmantes et résolutives sur la région du foie, et des boissons alcalines gazeuses et glacées par petites gorgées. J'obtins ainsi trois selles bilieuses abondantes et par suite une rémission dans la fréquence des vomissements. Je profitai de cette rémission pour prescrire une potion calmante qui n'aurait pas été tolérée auparavant. Les vomissements s'arrêtent; le foie devint moins douloureux. M. Ferdinand Mas put se lever. Huit jours après, l'appétit ne revenait pas encore, les vomissements du matin avaient recommencé. J'envoyai alors mon malade à l'établissement et lui fis prendre des bains de vapeur ammoniacaux. Après six bains consécutifs le foie avait repris son volume normal, les vomissements avaient disparu et l'appétit commençait à revenir. M. Mas prit encore six autres bains qui suffirent au rétablissement de ses fonctions digestives et de sa santé. M. Ferdinand Mas, aujourd'hui, tient bien sa place à table, a de l'appétit comme tout le monde, et, depuis 4 ans bientôt, n'a eu qu'une petite secousse qui le retint au lit 24 heures et céda complètement à cinq bains ammoniacaux.

XV. *Troubles digestifs : embarras gastrique intermittent, hypochondrie.* — M. Nessi, 28, rue Montholon, 45 ans, tempérament bilieux, est depuis fort longtemps obligé d'observer un régime sévère, de prendre un vomitif tous les mois, et de se purg r souvent s'il veut éviter des indigestions et des flux de bile. Malgré toutes ces précautions, l'appétit est mauvais, les digestions difficiles, le teint est jaune ; et, de temps en temps, il est dans la nécessité d'interrompre ses occupations. C'est dans un de ces moments que M. Nessi vint me consulter. Je commençai par dégager les voies digestives, en administrant un éméto-cathartique, et, dès le lendemain, je prescrivis, une série de 10 bains de vapeur ammoniacaux par encaissement. Depuis ce premier traitement, qui avait lieu au mois d'avril 1876, M. Nessi n'a pas interrompu ses travaux, n'a pas pris un seul vomitif et s'est contenté, pour entretenir en bon état son estomac et ses intestins, de venir de temps en temps faire un traitement de quelques jours. Les visites du malade à l'établissement avaient lieu d'abord tous les mois ; puis tous les deux mois et s'éloignant progressivement les uns des autres ; c'est à peine si maintenant nous voyons M. Nessi une ou deux fois par an.

XVI. *Hépatite chronique.* — M. X...., consul de France, au Maroc, habite les climats chauds depuis 15 ans. Il a eu, pendant son séjour à l'étranger, plusieurs atteintes d'hépatite aiguë ; d'une santé languissante, il vint en France pour se soigner. A son arrivée, le 11 avril 1877, je constatais l'état suivant : l'appétit était presque nul ; pour manger un peu, M. X..... avait besoin d'une nourriture fortement épicée, les piments, le poivre rouge, les marinades étaient de tous les repas. La constipation était opiniâtre, la tête était le siège de névralgies fréquentes ; le teint était plombé, terreux ; la peau sèche, les conjonctives jaunes. La percussion du foie révélait une augmentation considérable de volume et un commencement d'induration. La pression causait une douleur sourde. L'estomac était distendu par les gaz. Les urines étaient brunes et peu abondantes. M. X..... fut immédiatement soumis au traitement ammoniacal sous forme de vapeur et par encaissement ; 60 bains pris en trois mois permirent au malade de poursuivre une carrière qu'il croyait être forcé d'abandonner. M. X... occupe aujourd'hui, en Orient, un poste important et sa santé est restée excellente depuis plus de deux ans qu'il est parti

RHUMATISMES

XVII. *Rhumatisme articulaire aigu.* — M. Hériveaux, âgé de 47 ans, demeurant 18, avenue Trudaine, à Paris, ouvrier menuisier en voitures, se fit apporter à l'établissement le 14 mars 1876.

Les articulations des genoux et les articulations tibiotarsiennes étaient gonflées et douloureuses, au point de provoquer des cris déchirants par la moindre tentative de mouvement. La peau brûlante, le pouls à 112 pulsations, la soif ardente, annonçaient la violence de la fièvre.

M. Hériveaux, assis avec les plus grandes difficultés dans la boîte, supporta néanmoins, pendant 40 minutes, la vapeur térébenthinée. La sudation fut abondante et continua pendant un séjour de deux heures au lit.

Le lendemain, la fièvre avait diminué, le pouls n'avait plus que 100 pulsations et la peau était beaucoup moins brûlante. Un deuxième bain de térébenthine fut administré, semblable à celui de la veille ; le traitement continua ainsi pendant cinq jours consécutifs. Aucune autre articulation n'avait été envahie par la maladie ; les genoux et les chevilles engagées, si fortement pris, n'ayant ni douleur ni gonflement, avaient repris toute la liberté de leurs mouvements. Cinq jours de traitement et deux jours de repos avaient suffi pour permettre à M. Hériveaux de reprendre son travail.

XVIII. *Rhumatisme articulaire chronique.* — Mademoiselle D.... de Templeux le Guérard (Somme), âgée de 39 ans, a été atteinte d'un rhumatisme articulaire aigu, il y

5 ou 6 ans. Ce rhumatisme avait envahi successivement toutes les articulations et était passé de l'état aigu à l'état chronique sans que mademoiselle D.... ait pu reprendre l'usage de ses membres. M. le docteur X..., médecin et ami de la famille depuis de longues années, après avoir épuisé toutes les ressources locales de la thérapeutique rationnelle et empirique, essaya des eaux minérales naturelles sulfureuses.

C'est à son retour de Bagnères de Luchon, le 1er juillet 1877, que mademoiselle D.... vint prendre une consultation à l'établissement. Voici quel était, à cette époque, l'état de ses articulations et de sa santé générale : 1° les coudes un peu fléchis ne pouvaient s'étendre, les poignets étaient pour ainsi dire ankylosés et toutes les articulations des doigts à peu près dans le même état. Les genoux étaient aussi engagés que les coudes. Le tissu fibro-séreux et cellulaire extérieur était infiltré d'une telle quantité de tissu fibro-plastique, que non-seulement il y avait du gonflement, mais que les surfaces articulaires étaient déformées et ressemblaient à des ankyloses. Les doigts, gonflés au pourtour des articulations, étaient tous raides et noueux.

2° L'état général était très déprimé. L'appétit était presque nul, et le sommeil, souvent interrompu par les douleurs, était loin de donner le calme qui répare les forces épuisées par la souffrance. Un catharre des bronches de vieille date, venait encore compliquer et aggraver cette déplorable situation.

Mademoiselle D.... avait perdu tout espoir de guérison et voulait essayer de l'absorption des vapeurs comme elle avait essayé des autres médications, pour n'avoir rien à se reprocher, disait-elle, mais avec la conviction profonde qu'elle ne guérirait pas.

Je me sentais moi-même si peu certain de la réussite, que je ne lui promis rien. Je ne lui cachai pas que le soulagement qui se produirait *peut-être*, ne pourrait être sensible qu'après un traitement très long et très pénible pour elle, à cause du déplacement occasionné, pour venir chaque jour à l'établissement.

Enfin, elle voulut commencer. Séance tenante, je fis administrer dans le lit une douche générale de vapeur térébenthinée et iodée, et, après un repos d'une heure, je fis doucher directement avec la même vapeur les articulations malades. Pendant toute la durée de cette dernière douche, les articulations malades étaient doucement exercées sous la vapeur.

Mademoiselle D.... fit ainsi trente séances en trente jours consécutifs. Les sueurs qui tout d'abord ne venaient qu'avec la plus grande difficulté étaient maintenant faciles et abondantes. Les articulations étaient moins raides et moins douloureuses. Le mieux local n'était pas bien grand, mais il existait réellement. Ce soulagement, si faible qu'il fût, mademoiselle D.... ne l'avait encore trouvé dans aucune autre médication. Surtout, si l'on considère que, depuis huit jours, l'appétit augmente chaque jour et que le sommeil est de plus en plus tranquille et réparateur ; on peut commencer à espérer. La malade se trouvant un peu fatiguée, j'ordonnai huit jours de repos absolu.

Tout alla bien pendant cette semaine. Les forces revinrent un peu, ranimées par l'appétit ; nous recommençâmes nos séances le 10 août. Quinze jours après, mademoiselle D.... allait seule à sa voiture ; et le 12 septembre, les mouvements étaient rétablis. Il y avait encore de la raideur, des craquements, de la crépitation au pourtour des articulations, mais la malade, transformée, était méconnaissable. Elle avait pris un embonpoint et un air de santé qui faisaient plaisir à voir. Le 5 octobre, tout traitement était terminé et mademoiselle D.... rentrait pleine de joie dans sa famille au grand étonnement et à la grande satisfaction du docteur X..., qui fit installer un appareil de l'établissement chez sa malade, afin de pouvoir reprendre le traitement sur place, s'il le jugeait nécessaire.

J'oubliais de dire, chose importante, que sous l'influence de la médication, le catarrhe des bronches s'était notablement amélioré.

XIX. *Rhumatisme goutteux chronique.* — M. Bercier, maître d'hôtel à St-Brieuc, âgé de 39 ans, est né de parents goutteux. Depuis plus de dix ans il souffrait de la goutte, et en était arrivé au point de ne plus pouvoir s'occuper de ses affaires. Il avait tout fait, mais inutilement, pour se guérir, et il était bien décidé à ne rien tenter, lorsqu'un voyageur de commerce d'une maison de Paris, son parent, qui s'était traité à l'établissement et qui, pendant la durée de sa médication, avait assisté à la cure de plusieurs rhumatisants, le décida à partir avec lui pour Paris.

A son arrivée, M. Bercier a toutes les peines du monde à descendre de voiture et ne peut entrer à l'établissement qu'à l'aide de deux fortes cannes. Depuis 8 mois, il est dans cet état. Les genoux et les poignets sont énormes, infiltrés. crépitants, déformés, douloureux, à moitié ankylosés. Les doigts sont gonflés et noueux. A ces troubles locaux viennent s'ajouter la gravelle, le dyspepsie, des douleurs lombaires et intercostales. Je fais commencer le traitement le 26 octobre 1870: il consiste en bains alcalins de vapeur ammoniacale par encaissement et douches locales de pétrole pendant un mois. Dès la première semaine, il se fait, par les urines, une élimination considérable d'acide urique et d'urate de soude qui continue pendant tout le mois ; vers le 20ᵉ jour du traitement, l'appétit est meilleur, mais il n'y a aucun changement appréciable dans l'état goutteux. Ce n'est qu'a-près un mois que le malade commence à descendre seul de son lit, et qu'il marche un peu sans soutien.

Je fais continuer le traitement. 10 jours après, M. Bercier venait à pied sans trop de fatigue de la rue Monge, où il habitait, à l'établissement de l'avenue Trudaine. Au bout d'un mois, malgré la rigueur du temps, il retournait à St-

Brieuc. Les articulations étaient entièrement libres, les urines claires ne contenaient plus d'urates acides; et quinze jours après son départ de Paris, nous recevions une lettre de remercîments, annonçant le maintien de la güérison.

Cette observation est encore de date trop récente pour pouvoir conclure affirmativement. Je me propose d'y revenir dans un travail que je publierai un peu plus tard. Pour le moment, je me contente d'exposer le fait tel qu'il s'est passé.

XX. *Accès de goutte aiguë. Traitement de l'accès.* — M. E....., limonadier, boulevard Ornano, a la goutte héréditaire depuis fort longtemps, quoique jeune encore. Ses accès sont généralement d'une violence extrême. Dans le courant de l'année 1876, M. E..... eut deux accès. A chacun d'eux, il se fit apporter à l'établissement. Je fis donner des bains de vapeur térébenthinés et des douches du même médicament; aucun des deux accès ne dura plus de cinq jours; dès le 3ᵉ jour, le malade venait à pied en s'appuyant sur une canne.

XXI. *Hydrarthrose double de l'articulation du genou.* — Mlle S...., rue du Vertbois, 26, à Paris, âgée de 30 ans, femme de ménage, est d'un tempérament lymphatique. Elle est très anémiée par la fatigue et les privations. Il y a cinq ans qu'à la suite d'un refroidissement, elle eut un *rhumatisme articulaire aigu* pour lequel elle fut traitée à l'hôpital Lariboisière et guérie après un séjour de six semaines. Depuis cette époque, les articulations fémorotibiales enflèrent au moindre excès de fatigue, et les mouvements devinrent difficiles. Lorsqu'elle se présenta à l'établissement de l'avenue Trudaine, le 12 avril 1876, elle pouvait à peine marcher, appuyée sur deux cannes: l'épanchement était si considérable que les surfaces articulaires, semi-luxées, permettaient des mouvements de latéralité d'une étendue telle qu'on eût dit de véritables jambes de polichinelle.

Je prescrivis les bains par encaissement et les douches locales avec la vapeur *térébenthinée et iodée*.

Au quinzième bain, l'épanchement avait complètement disparu, et les articulations avaient retrouvé toute la liberté de leurs mouvements.

Je fis reposer la malade pendant huit jours, et j'ordonnai ensuite les bains et douches de vapeur sulfureuse. Mlle S.... fit dix jours consécutifs de ce traitement, et reprit son travail habituel. Depuis lors sa santé ne s'est pas démentie.

XXII. *Névralgie du nerf sciatique.* — Observations prises par M. le docteur Dibot, 7, passage Saulnier. — M. D..., 43 ans, a déjà eu trois crises de névralgie sciatique qui l'ont forcé de garder l'appartement pendant huit à douze jours chaque fois. Le traitement ordinaire par les frictions stimulantes, par les vésicatoires morphinés et les injections hypodermiques avaient suffi pour amener la guérison. M. D.., est graveleux ; il a eu des coliques hépatiques en 1871, et il a dû faire quatre cures successives aux eaux de Vichy. Depuis 1877, les urines présentent assez souvent de la gravelle, il y a aussi des douleurs de reins assez fréquentes et parfois accompagnées de vomissements. Les crises de névralgie sciatique se sont montrées deux fois pendant l'année 1878. Au mois d'avril 1879, troisième crise qui a duré douze jours, malgré un traitement énergique. Le 15 juillet 1879, nouvelle attaque plus douloureuse encore que les précédentes. Je conseille un bain quotidien de vapeur ou de pétrole par encaissement, et j'envoie le malade à l'établissement de l'avenue Trudaine. Quatre seulement de ces bains ont suffi pour faire disparaître les atroces douleurs et ramener à leur état normal les fonctions du nerf sciatique.

M. D... a pris ensuite quelques bains ammoniacaux qui

semblent avoir remis en bon état les fonctions digestives. M. D... prend, depuis cette époque, en moyenne un bain par semaine et sa santé reste parfaite.

XXIII. *Névralgie du nerf sciatique.* — OBSERVATION PRISE PAR LE DOCTEUR DIBOT, 7, PASSAGE SAULNIER. — M. X..., 48 ans, sujet suisse, mécanicien-chauffeur au service de M. Bourg, ingénieur, rue Taitbout, 80, est atteint depuis cinq jours de douleurs lancinantes avec sensation de brûlure sur le trajet du nerf sciatique. On arrache des cris au patient dès que l'on exerce une pression, même légère, au-dessus du sacrum, au sommet de l'échancrure sciatique et au bord externe de la rotule.

Le mal est survenu à la sortie d'une chaudière encore à une température élevée, dans laquelle il était descendu et avait séjourné un certain temps pour en opérer le nettoyage. Le lendemain il ne pouvait faire un mouvement, il souffrait depuis cinq jours quand M. Bourg, dont je suis le médecin, vint me voir pour me conduire près de son employé.

J'ordonne le transport immédiat à l'établissement de l'avenue Trudaine et je prescris le bain au pétrole. A la seconde séance, 25 août 1879, le patient qui ne parle pas le français, manifeste déjà son contentement par des gestes expressifs. Pendant le bain, la douleur est considérablement diminuée et les mouvements sont possibles.

Après le 4ᵉ bain, M. X..., pour nous montrer sa joie, exécute devant nous les mouvements les plus étendus ; il danse en levant fortement la jambe malade. Après le 5° bain, complétement guéri, il quittait Paris impatient de retrouver sa femme et ses enfants qu'il ne croyait pas aller revoir aussi promptement.

XXIV. *Rhumatisme musculaire du trapèze.* — Mᵐᵉ X... concierge, 18, avenue Trudaine, 42 ans, se présenta à ma consultation le 20 septembre 1876, avec des douleurs suraiguës dans le cou, l'épaule et le dos, du côté droit. Ces douleurs avaient une acuité telle que le moindre mouvement arrachait des cris perçants à la malade. Trois douches locales térébenthinées prises en deux jours eurent raison de cette névralgie.

XXV. *Lumbago.* — M. R..., 19, passage des Petites-Écuries, 50 ans, fut pris, le 12 décembre 1876, de douleurs lombaires très aiguës. Sur mon ordonnance, il se fit administrer, à l'établissement de l'avenue Trudaine, deux bains à vapeur térébenthinés par encaissement, deux douches du même médicament, et fut débarrassé de son rhumatisme.

Notre système de médication peut rendre les plus grands services dans les intoxications produites chez les ouvriers qui travaillent le plomb et le mercure.

Mais comme il ne m'a pas été donné de traiter un seul de ces malades depuis cinq années, que j'ai la direction médicale de l'établissement de l'avenue Trudaine, j'appelle d'une façon toute spéciale l'attention de nos lecteurs sur les cas de ce genre observés par M. le docteur Brémond.

J'attache à ces faits la plus grande importance. En raison de l'étendue et des dispositious de notre nouvelle maison, les industriels qui exploitent les métaux toxiques et les ouvriers qui les travaillent, trouveront chez nous un moyen puissant pour empêcher la production du mal et aussi pour le combattre quand il se sera produit. Les patrons obtiendront ainsi la continuité dans le travail, et les ouvriers la sécurité et la santé.

MALADIES DES VOIES RESPIRATOIRES

XXVI. *Granulations du pharynx.* — *Catarrhe de l'appareil vocal.* — *Enrouement.* — M. F..., avocat du barreau de Paris, âgé de 30 ans, demeurant, 3, rue de Laval, avait, depuis plusieurs mois, un mal de gorge qui le gênait d'autant plus dans l'exercice de ses fonctions, que la voix était presque entièrement éteinte. Lors de sa première visite à l'établissement, le 5 mars 1876, je constatai des granulations dans l'arrière-gorge, du catarrhe dans cette même région et une aphonie presque complète.

M. F..., d'une constitution débile, était dans un état de faiblesse extrême. Il avait perdu l'appétit ; le moral était très affecté par la persistance de cette maladie. Je soumis M. F... au traitement par les bains de vapeur sulfureux en caisse, et les vapeurs sulfureuses en inhalation pendant un mois. — Au bout de quinze jours, la voix était revenue avec tout son éclat, et, le 6 avril, le malade, complètement débarrassé, pouvait reprendre le cours d'une carrière brillante qui n'a pas été interrompue depuis.

Pendant toute la durée du traitement, j'avais fait la faradisation de la région laryngienne et l'électrisation générale de tout le corps, chaque jour, pendant dix minutes.

XXVII. *Aphonie*. — M. A. Maurel, journaliste, demeurant à Paris, 6, rue Frochot, fut pris d'un *enrouement* tel qu'il dut interrompre les conférences qu'il faisait chaque soir sur le phonographe d'Edison à la salle du boulevard des Capucines. Sur mes conseils, il se rendit à l'avenue Trudaine, et, une heure avant sa conférence, prit, pendant vingt minutes, une inhalation de vapeur chargée d'eucalyptus. Le même jour, il put faire sa démonstration sans trop de fatigue. — Pendant huit jours, il suivit régulièrement, et avec un succès égal, le même traitement. A la huitième inhalation, l'enrouement avait entièrement disparu ; ce qui permit à M. Maurel de continuer ses conférences pendant longtemps encore sans interruption, et de donner à sa voix, depuis les notes les plus graves jusqu'aux sons les plus aigus, toute l'étendue que comportait sa démonstration.

XVIII. *Catarrhe des bronches.* — M. A..., marchand de vins, 19, rue Gallois, à Bercy, âgé de 59 ans, est depuis quinze ans affligé d'un catarrhe chronique des bronches avec hypersécrétion de mucosités collantes, filantes et glaireuses, assez semblables à des blancs d'œufs crus.

L'expulsion de ces crachats nécessite des efforts et des quintes de toux d'une telle violence que M. A..... est souvent obligé de s'asseoir ou de s'appuyer en se tenant la tête pendant toute la durée de la quinte. Depuis le commencement de sa maladie, jusqu'au 5 janvier 1877, date de sa première visite à l'établissement, M. A... a épuisé sans résultat toutes les médications connues. J'ordonnai d'abord une série de 10 inhalations de vapeurs chargées d'ammoniaque, afin de tenter l'émulsion des mucosités et d'en faciliter ainsi l'expulsion. La réussite fut complète: après cinq inhalations, les crachats venaient avec une grande facilité; et, partant, les quintes avaient perdu beaucoup de leur intensité. Au dixième jour, M. A... n'était plus gêné que par la surabondance des sécrétions. Je suspendis alors le traitement ammoniacal et ordonnai des inhalations légèrement térébenthinées dont j'augmentai graduellement la force chaque jour. Le malade suivit cette nouvelle médication pendant quarante jours, voyant tous les jours diminuer les crachats et la toux, n'ayant plus dans la poitrine le ronflement muqueux des catharreux, il arriva ainsi à une guérison presque parfaite. L'hiver suivant, en 1878, il eut encore recours à un traitement de dix jours, et depuis lors, il a pu se passer de toute médication.

XXIX. — *Coqueluche. Grippe.* — Depuis cinq ans, cent coqueluches environ et autant de grippes ont été traitées à l'établissement par des inhalations térébenthinées. Toutes ont guéri sans exception dans l'espace de cinq jours au minimum et onze jours au maximum.

XXX. *Phthisie pulmonaire.* — Plusieurs médecins m'ont

adressé des phthisiques. La plupart d'entre eux étaient arrivés à une phase trop avancée de leur maladie pour pouvoir y apporter un remède efficace. Les autres ont subi un temps d'arrêt dans la marche de ce mal terrible. Presque tous ont éprouvé un soulagement.

S'il est au monde un moyen de combattre victorieusement cet effroyable fléau qui décime les populations en enlevant la fleur de la jeunesse, on ne peut espérer le trouver qu'en suivant avec persévérance la voie dans laquelle nous sommes entrés.

Notre méthode est en effet la seule capable de modifier assez profondément l'organisme pour attaquer le mal dans son essence. Elle seule fait pénétrer le médicament choisi jusqu'aux cellules les plus reculées de l'organe atteint, portant ainsi directement le baume sur la plaie et cela, en respectant et en ménageant la susceptibilité de l'estomac et des intestins, si grande chez les phthisiques. Nous continuerons donc avec confiance nos recherches, et peut-être nos efforts seront-ils couronnés de succès ! En conséquence, dans l'établissement nouveau que nous venons d'ouvrir, nous avons consacré beaucoup d'espace au traitement des maladies de poitrine, avec la conviction profonde que nous rendrons de véritables services aux infortunés qui en sont atteints.

Les observations qui précèdent ont toutes été sanctionnées par le temps. Il m'a été permis de suivre les malades dans leur vie habituelle, soit à cause de la proximité de leurs demeures, soit par la continuation des relations établies lors de leur traitement. J'ai donc pu m'assurer ainsi de la valeur réelle et de la durée des résultats obtenus.

Un fait important à noter parce qu'il est constant, se dégage de ces observations. L'amélioration coïncide toujours avec le retour de l'appétit ; et les manifestations extérieures de la maladie ne disparaissent complètement, qu'après que les organes ont tous repris leur fonctionnement normal, et que la santé générale ne laisse plus rien à désirer. N'est-ce pas là la meilleure preuve que les guérisons obtenues ne sont pas des guérisons factices et que notre système est bon ?

Des faits qui précèdent faut-il conclure qu'avec notre méthode nous guérissons tous les malades ? Non ! Loin de nous cette prétention ! Nous ne guérissons malheureusement pas tous les malades. Il y a pour cela deux raisons majeures : la première est que la puissanee humaine a des limites que nous n'avons pas encore franchies, et que nous ne franchirons jamais. La deuxième est que les débuts d'une chose nouvelle sont toujours pénibles, parce que personne ne veut essayer le premier, si raisonnable que paraisse cette chose. Ce qui fait que les malades qui sont venus à nous avaient déjà tout tenté pour se guérir. Et, s'ils sont venus, ce n'est pas parce qu'ils avaient confiance, mais bien pour n'avoir rien à se reprocher, suivant leur expression.

Nous n'avons eu, pour ainsi dire, jusqu'à présent, que des malades réputés incurables. Ce qui est loin d'avoir facilité notre tâche. Je donnerai, dans un travail important que je publierai dans le courant de cette année sur la question, la statistique exacte de tous les malades soignés par notre méthode depuis cinq ans, avec le tableau comparatif des succès et des échecs.

En mettant sous les yeux de mes lecteurs les observations toutes heureuses que je viens de citer, je n'ai pas eu d'autre but que de chercher à bien établir les cas dans lesquels nous avons réussi, afin que les malades qui sont dans des conditions analogues puissent espérer encore et viennent à nous, chercher la guérison ou tout au moins un soulagement à leurs maux.

A nos débuts, n'ayant que le raisonnement pour unique soutien, nous avons ouvert bien humblement une toute petite maison. Mais, les faits sont venus peu à peu nous donner raison et nous aider à franchir la première étape, toujours si difficile à parcourir. La petite maison est devenue trop petite. Nous l'avons agrandie, et, forts des résultats incontestablement acquis, toujours en accord parfait avec la logique, nous envisageons l'avenir avec confiance et marchons la tête haute dans le chemin que nous nous sommes tracé. Ni le travail, ni les sacrifices, ni les luttes continuelles, que nous sommes obligés de soutenir sans répit pour vaincre la routine, ne seront capables de nous arrêter. Fermement appuyés sur les faits accomplis, nous continuerons notre marche progressive vers le but de la médecine, c'est-à-dire la guérison des malades.

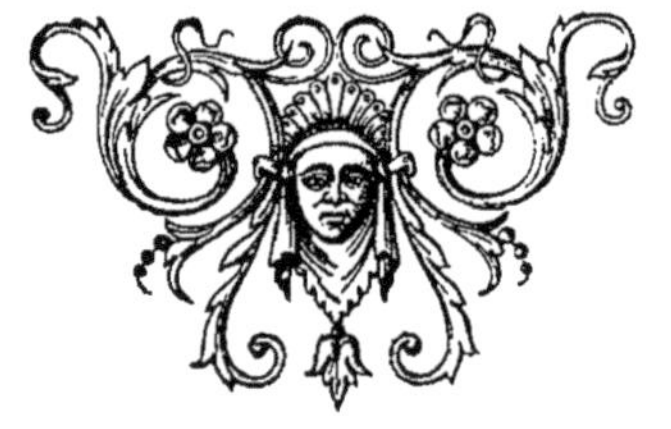

TABLE DES MATIÈRES

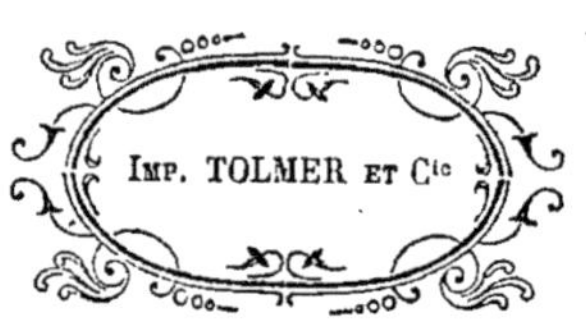
IMP. TOLMER ET Cie